Loddenkemper/Burmester

Entzündliches Rheuma ganzheitlich behandeln

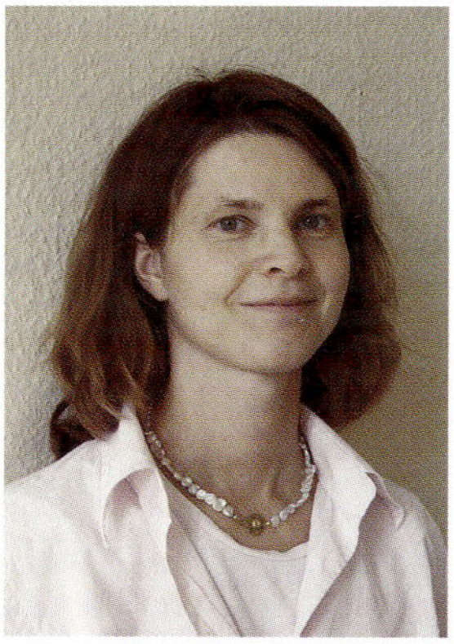

Dr. med. Konstanze Loddenkemper ist Fachärztin für Innere Medizin und Rheumatologin. Seit 1994 ist sie an der Medizinischen Klinik mit Schwerpunkt Rheumatologie und Klinische Immunologie der Charité – Universitätsmedizin Berlin Campus Mitte, im stationären und ambulanten Bereich tätig.
Forschungsschwerpunkte: Besonderheiten des Knochenstoffwechsels bei Patienten mit entzündlichen-rheumatischen Erkrankungen und die steroidinduzierte Osteoporose.

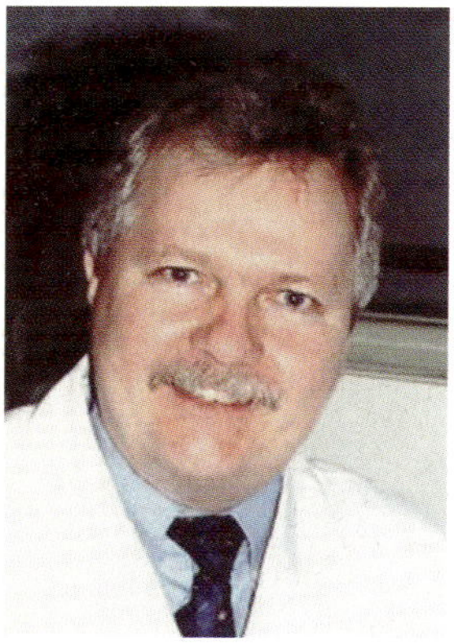

Prof. Dr. med. habil. Gerd-Rüdiger Burmester ist seit 1993 Universitätsprofessor für Innere Medizin und Rheumatologie der Charité – Universitätsmedizin Berlin Campus Mitte. Für seine bisherige Arbeit erhielt er seit 1977 verschiedene wissenschaftliche Preise. Von 2001–2004 war er Präsident und zweiter Vizepräsident der Deutschen Gesellschaft für Rheumatologie.
Er ist Mitglied in Editorial Boards mehrerer internationaler wissenschaftlicher Journale.
Forschungsschwerpunkte: Klinische und experimentelle Rheumatologie und Immunologie, Immuntherapie, Tissue Engineering.

Danksagung

Folgenden Personen danken wir herzlich für Ihre Unterstützung bei der Entstehung dieses Buches: den beiden Betroffenen, die ihre persönliche Geschichte hier so offengelegt haben und mit deren Veröffentlichung sie einverstanden waren, den Betroffenen, deren Hände zur Demonstration des typischen Befallsmusters bei RA abgebildet sind, Frau U. Gombert (Ergotherapeutin an der Charité-Mitte, Berlin in der Rheumatologie) und Herrn Dr. K.-G. Hermann, Institut für Radiologie der Charite-Mitte/Berlin für die Überlassung der radiologischen Bilder.

Dr. med. Konstanze Loddenkemper
Prof. Dr. med. habil. Gerd-Rüdiger Burmester

Entzündliches Rheuma

ganzheitlich behandeln

- Neue Chancen bei rheumatoider Arthritis, M. Bechterew und Spondylitis
- Das tut Ihnen gut: richtig ernähren, körperlich fit sein, aktiv im Alltag

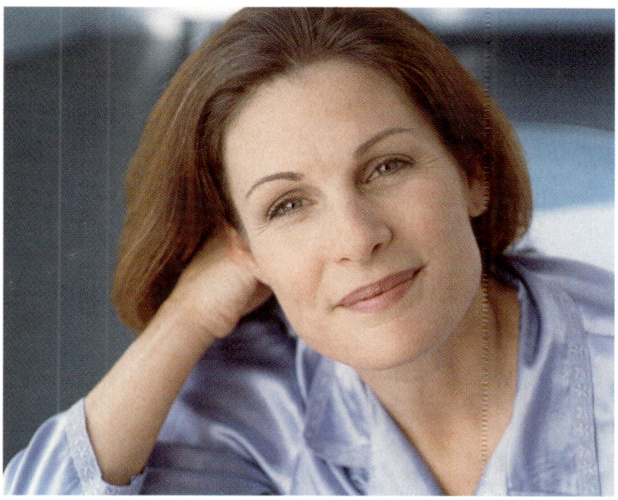

TRIAS

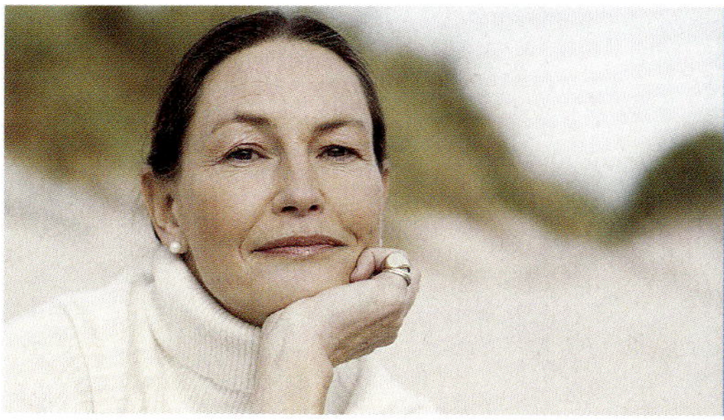

Basiswissen

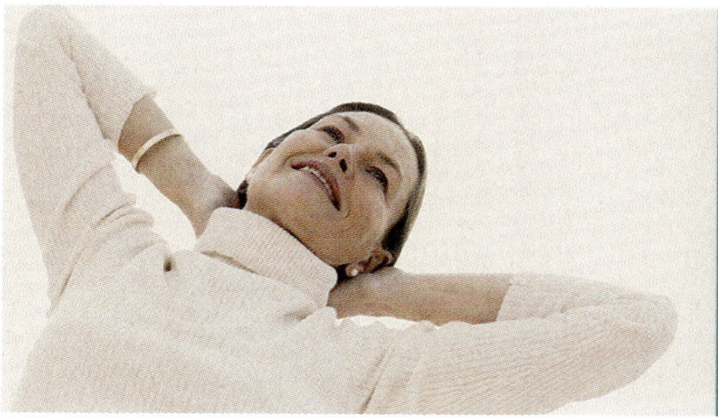

Der Weg des Betroffenen – vom ersten Schmerz bis zum ersten Arztkontakt

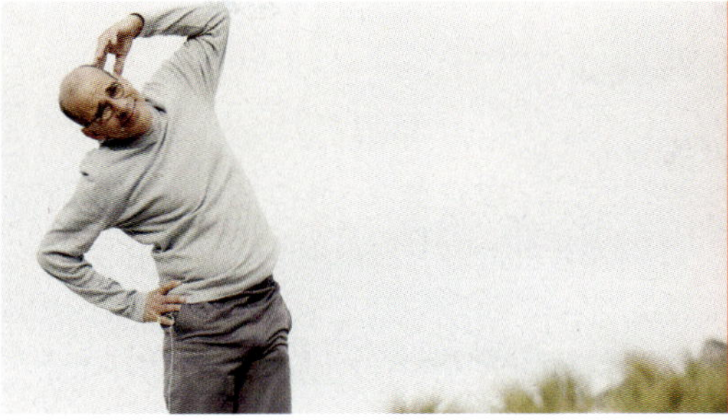

Die rheumatischen Erkrankungen

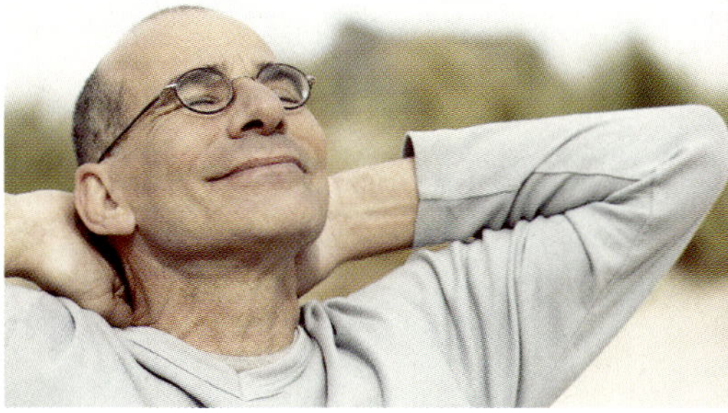

Medikamentöse Therapie rheumatischer Erkrankungen

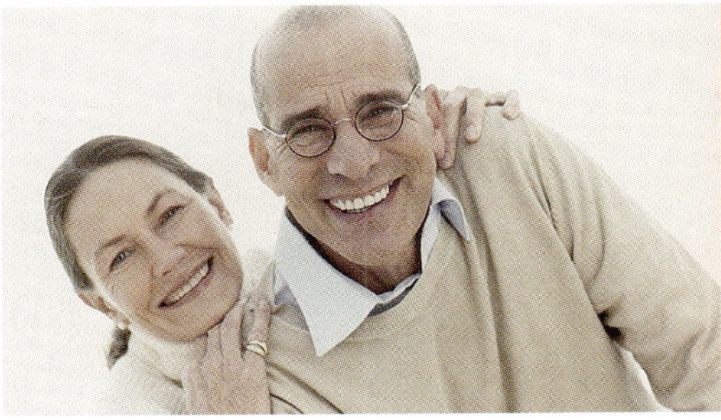

Nicht medikamentöse Therapiemöglichkeiten

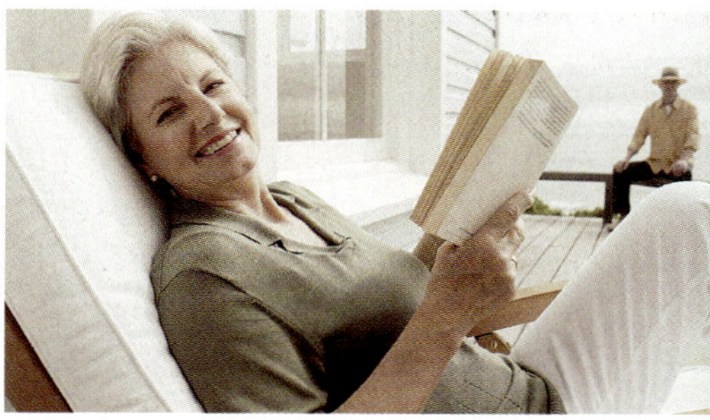

Hier finden Sie kompetente Informationen

Vorwort

Liebe Leserinnen, liebe Leser!

Die rheumatischen Erkrankungen umfassen mehr als 400 verschiedene Krankheitsbilder. Nach ihrer Ätiologie lassen sie sich in degenerative, stoffwechselbedingte und entzündlich-rheumatische Erkrankungen einteilen. Zu den entzündlich-rheumatischen Krankheiten zählen die entzündlichen Störungen des Bewegungsapparates, unter anderen die rheumatoide Arthritis, der Morbus Bechterew und viele mehr.

Das vorliegende Buch ist ganz den entzündlich-rheumatischen Erkrankungen gewidmet. Hier handelt es sich um chronisch verlaufende Erkrankungen, die die Betroffenen oft über Jahre begleiten. Durch den rasanten Fortschritt in der Medizin ist es heute möglich, die Diagnose immer frühzeitiger zu stellen. Daher kann eine optimale Therapie, die den Verlauf der Krankheit maßgeblich zum Positiven verändert, zu einem sehr frühen Zeitpunkt eingeleitet werden. Doch allein eine optimale medikamentöse Therapie ist oft nicht ausreichend. Die umfassende Aufklärung über die Ursachen und den Verlauf der Gesundheitsstörung sowie begleitende Maßnahmen, die die Betroffenen selbst durchführen können, lassen ein multimodales Therapiekonzept entstehen. Im Rahmen dieses ganzheitlichen Therapieansatzes kann der bestmögliche Krankheitsverlauf erzielt werden. Daher ist das vorliegende Buch an betroffene Patienten, niedergelassene Ärztinnen/Ärzte und andere betreuende Mitarbeiter von Rheumapatienten gerichtet. Es sollen neben den theoretischen Grundlagen vor allem additive/alternative Heilmethoden, physikalische/physiotherapeutische Anwendungen und psychologische Maßnahmen erörtert werden, um ein besseres Verständnis der Grundlagen der entzündlich-rheumatischen Gelenkerkrankungen zu vermitteln und ein aktives Mitgestalten des Krankheitsverlaufes durch den Patienten zu erzielen. Sollten Sie nach dem Lesen des Buches Anmerkungen oder Verbesserungsvorschläge haben, wären wir über deren Zusendung sehr dankbar.

Berlin, im Frühjahr 2007

Dr. med. K. Loddenkemper
Prof. Dr. med. habil. G.-R. Burmester

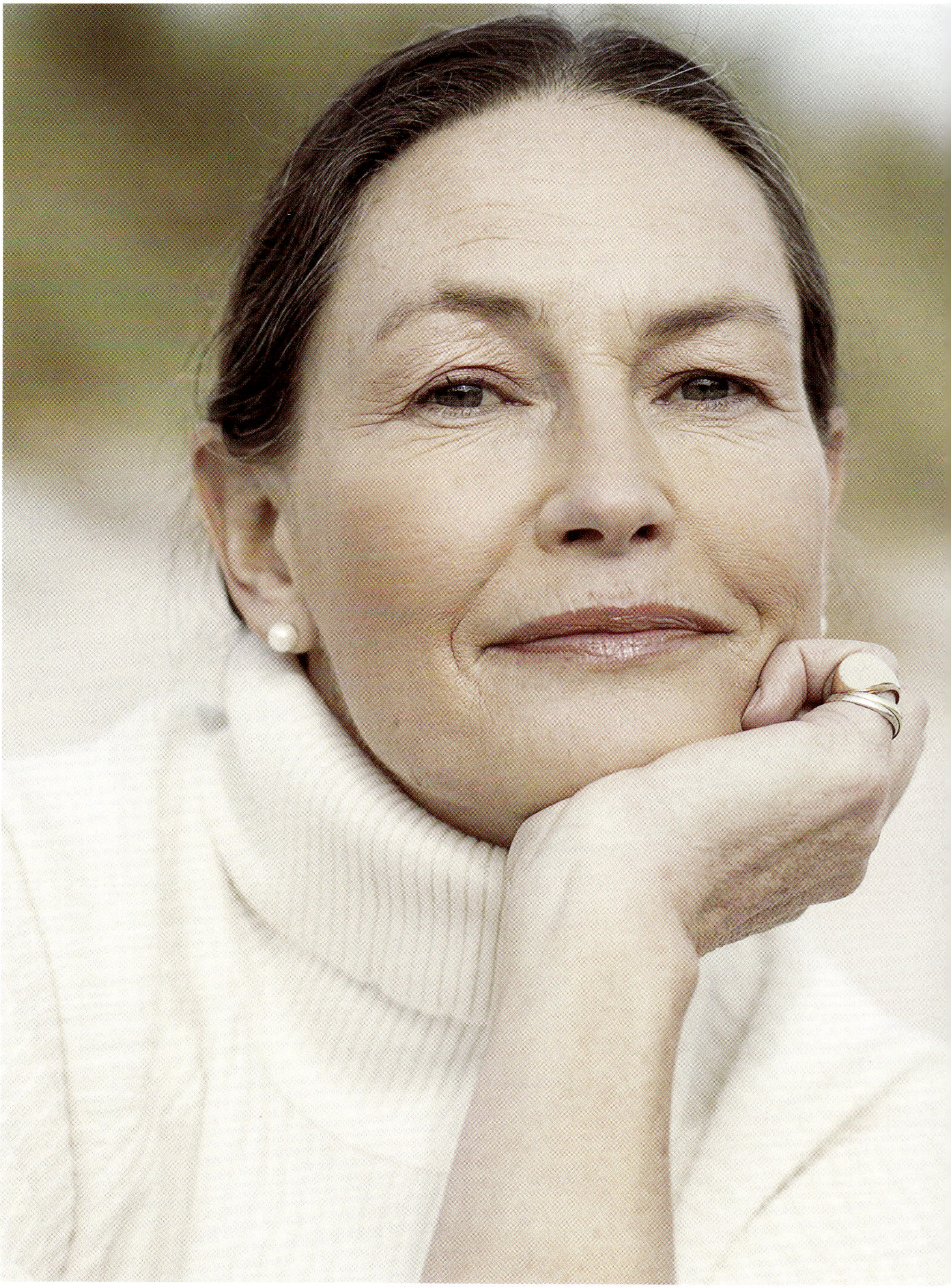

Basiswissen

Kaum eine Erkrankung zeigt sich in so vielen Facetten wie das Rheuma, wörtlich übersetzt »der fließende Schmerz«. In medizinischen Lehrbüchern findet man mehr als 400 rheumatische Erkrankungen. Allen gemeinsam ist der Schmerz am Bewegungsapparat, also an Gelenken, Muskeln, Sehnen und Bändern. Das Verständnis um die Ursachen erleichtert den Umgang mit der Krankheit.

Zur Geschichte des Rheumatismus

Die Geschichte des Rheumatismus beginnt mit den Schriften von Hippokrates von Kós (460–375 v. Chr), dem berühmtesten Arzt des Altertums und Zeitgenossen Platons. Er nahm bereits eine Unterscheidung verschiedener entzündlich-rheumatischer Erkrankungen vor und beschrieb erstmals Gelenkentzündungen, die bevorzugt jüngere Menschen befielen und oft einen chronischen Verlauf hatten. Galenos von Pergamon, auch bekannt als Galen, war griechischer Philosoph, Arzt und Anatom und lebte von 129 bis 199 n. Chr. Er fasste alle verschiedenen Gelenkerkrankungen unter dem Begriff Arthritis (Gelenkentzündung) zusammen, was zu vielen Unstimmigkeiten führte.

Erst im 16. Jahrhundert wurden die Erkrankungen des rheumatischen Formenkreises neu entdeckt und beschrieben. Jean-Baptiste Bouillaud prägte das Wort Rheumatismus für eine Krankheit, die läuft, abläuft und vorübergeht und unterschied so die Gelenkerkrankungen in akute, vorübergehende und chronische (einschließlich der Gicht). Erst zwei Jahrhunderte später wurde die Gicht vom »Rheumatismus« abgegrenzt. Es erfolgte eine Unterteilung der rheumatischen Erkrankungen in einen so genannten Muskelrheumatis-

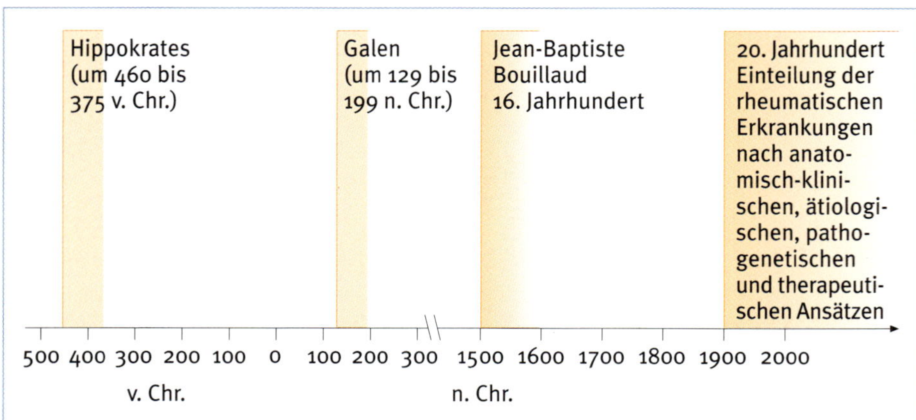

Wegweisende Persönlichkeiten in der Geschichte des Rheumatismus

mus und einen Gelenkrheumatismus. Zu Beginn des 20. Jahrhunderts werden die rheumatischen Erkrankungen nach anatomisch-klinischen, ätiologischen, pathogenetischen und therapeutischen Ansätzen neu eingeteilt – ein Meilenstein in der Medizingeschichte.

Der lange Zeitstrahl macht ersichtlich, wie viel Zeit vergehen musste, um den komplexen Krankheitsbildern des rheumatischen Formenkreises mit einer entsprechenden Systematik gerecht zu werden.

Als Kriterium der Gliederung dienen heute die Verteilung der Schmerzen und Entzündungen auf die Gelenke, die Ausprägung von Begleiterscheinungen sowie das unterschiedliche Ansprechen auf Therapiemaßnahmen. Heute werden die nahezu 400 verschiedenen rheumatischen Erkrankungen in degenerative, stoffwechselbedingte und entzündlich-rheumatische Erkrankungen eingeteilt. Im vorliegenden Ratgeber stehen die entzündlichen Erkrankungen des Bewegungsapparates im Vordergrund, zu denen unter anderem die rheumatoide und die reaktive Arthritis sowie der Morbus Bechterew gehören.

Wir möchten Ihnen helfen, das diagnostische Vorgehen zu verstehen sowie schulmedizinische und alternative Heilmethoden und Hilfsmöglichkeiten kennen zu lernen. Betroffenen und Mitarbeitern in Rheumasprechstunden soll fundiertes rheumatologisches Wissen vermittelt werden.

»Rheuma« – ein Name – viele Krankheitsbilder

Bei den rheumatischen Erkrankungen werden, je nach Ursache, verschiedene Formen unterschieden:

WISSEN

Einteilung rheumatischer Erkrankungen:

- degenerative Gelenkerkrankungen (Arthrose)
- stoffwechelsbedingte Gelenkerkrankungen (z. B. Gicht)
- entzündlich-rheumatische Gelenkerkrankungen (z. B. rheumatoide Arthritis)
- entzündliche Bindegewebserkrankungen (z. B. systemischer Lupus erythematodes)
- entzündlich bedingte Gefäßerkrankungen (Vasculitiden)

Die entscheidenden Unterschiede finden sich bei den Abläufen der Krankheitsentstehung.

WISSEN

Was versteht man unter Rheuma?

Die Weltgesundheitsorganisation (WHO) fasst in einer sehr umfassenden Definition alle vorübergehenden oder chronischen, mit Schmerzen oder Funktionsverlusten einhergehenden Störungen des Bewegungsapparates und der Stützorgane, also Muskeln und ihre Hüllen, Sehnen, Knochen, Gelenke und Bänder, zum rheumatischen Formenkreis zusammen.

All diese Erkrankungen besitzen den Schmerz sowie Funktionseinschränkungen des Bewegungsapparates als gemeinsame Symptome. Schwellungen, Rötungen und auch Überwärmung sind häufige Begleiterscheinungen. Befallen werden können in der Regel alle Gelenke. Oft gibt uns – rein äußerlich betrachtet – allein schon das Befallsmuster einer Gelenkerkrankung Aufschluss über deren Genese.

Unterschiede gibt es bei diesen Erkrankungen nicht nur bei der Entstehung, sondern auch bei der Behandlung. So wird z. B. eine Arthrose in der Regel von den Orthopäden und eine entzündlich-rheumatische Erkrankung vorwiegend von Rheumatologen oder Internisten behandelt.

Viele Patienten, die in unsere Sprechstunde kommen, haben einen langen

WISSEN

Ursachen rheumatischer Erkrankungen

- Bei **degenerativen** Erkrankungen kommt es im Rahmen einer Fehlbelastung (z. B. bei X-Beinen) zu einer Druckbelastung auf ein bestimmtes Gelenkareal, dies führt nachfolgend zu Gelenkspaltverschmälerung mit Reduktion der Knorpelschicht und nicht zuletzt zu knöchernen Umbauten.
- Bei **stoffwechselbedingten** Gelenkerkrankungen, zu denen die Gicht gezählt wird, kommt es durch eine unzureichende Ausscheidung von mit der Nahrung aufgenommenen Eiweißen zu einer Anreicherung des Abbauproduktes der Eiweiße, der Harnsäure. Diese kann sich in Form von Kristallen in Gelenkflüssigkeiten anreichern und dort zu Entzündungen der Gelenkhaut und somit des ganzen Gelenkes führen.
- Bei den **entzündlich-rheumatischen** Erkrankungen finden wir eine Fehlfunktion des Immunsystems als Ursache. Diese führt zu einer Entzündung der Gelenkinnenhaut mit nachfolgender Ausbildung eines Gelenkergusses und Anreicherung von Entzündungsbotenstoffen, was letztendlich zur Zerstörung des Knorpels und des Knochens führt. Typischerweise findet man daher in fortgeschrittenen Stadien dieser Erkrankungen gelenknahe Knochendefekte

Leidensweg hinter sich. Häufig wurden sie bereits über lange Zeit mit unzureichenden, herkömmlichen Schmerzmitteln behandelt, bevor die Diagnose einer entzündlich-rheumatischen Erkrankung gesichert wurde.

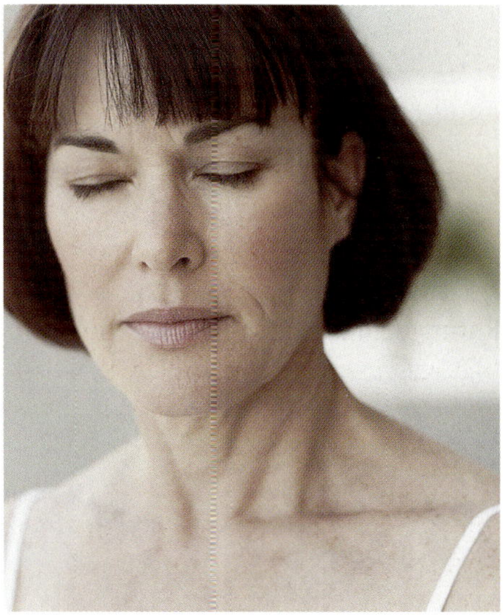

Aus diesem Grund möchten wir einen Wegweiser geben, der es Ihnen leichter macht, hinsichtlich Ihrer Gelenkbeschwerden den »richtigen« Arzt aufzusuchen.

Einblicke in den Körper

Bevor wir auf die einzelnen entzündlich-rheumatischen Erkrankungen im Detail eingehen wollen, möchten wir zunächst den Aufbau und die Funktionsweise der Gelenke und des Immunsystems darstellen.

Wie ist ein Gelenk aufgebaut?

Unser Stütz- und Halteapparat, das Skelett, besteht aus nahezu 200 Knochen. Diese Knochen sind durch Gelenke miteinander verbunden, die uns Bewegungen in verschiedene Richtungen und zielgerichtete Tätigkeiten ermöglichen. Wir unterscheiden so genannte »echte Gelenke« von den »unechten Gelenken«:

Die echten Gelenke werden unterschieden in

- **Scharniergelenke**, z. B. Finger- und Zehengelenke, welche sich strecken und beugen lassen und daher an ein Scharniergelenk einer Tür erinnern,
- **Sattelgelenke**, z. B. das Daumengrundgelenk, bei dem neben dem Beugen und Strecken noch Vor-, Rück- und Seitbewegungen möglich sind und
- **Kugelgelenke**, z. B. das Schultergelenk, das eine Rundum-Bewegung ausführen kann.

Die unechten Gelenke werden als Fuge oder Synarthrose bezeichnet. Hier sind zwei Knochen über einen Füllstoff, Bindegewebe, Knorpel oder Knochenmaterial miteinander verbunden, sodass nur eine sehr geringe Bewegung, die dem Menschen meist nicht bewusst wird, möglich ist. Die Schädelnähte, die die Knochen des Schädeldachs verbinden, sind Bandfugen, die fünf verschmolzenen Wirbel des Kreuzbeins dagegen sind durch Knochensubstanz (Knochenfuge) miteinander verbunden.

Das Gelenk im Detail. Gehen wir nun ins Detail und schauen uns ein Gelenk im Einzelnen an. Als Beispiel hierzu nehmen wir das Hüftgelenk, bei dem es sich um ein Kugelgelenk handelt. Der runde Gelenkkopf (Hüftkopf) sitzt in der Gelenkpfanne, der als Widerlager fungiert und eine Stabilität bietet. Beide Anteile des Gelenkes sind besonders gut aufeinander abgestimmt und ermöglichen im Zusammenspiel mit

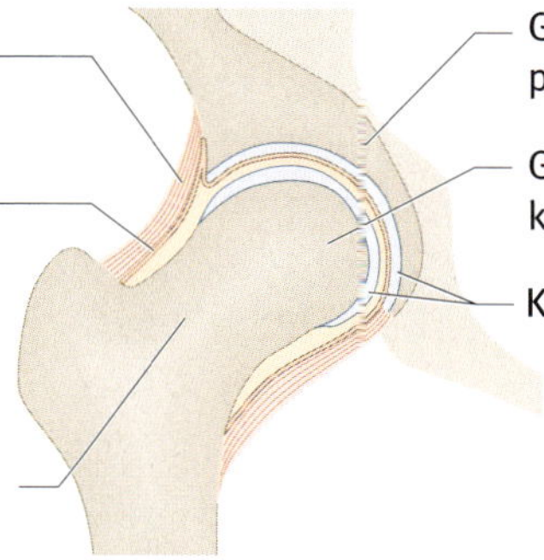

Der Aufbau des Gelenkes am Beispiel des Hüftgelenks

den Sehnen und Muskeln eine Bewegung in alle Richtungen. Die Gelenkpfanne und der Gelenkkopf sind im Bereich der kommunizierenden Anteile von Knorpel überzogen, um die Reibung so gering wie möglich zu halten. Dieser Knorpel wirkt wie eine Art Stoßdämpfer. Zusätzlich wird das Gelenk bei nahezu jeder Bewegung durch die Gelenkflüssigkeit, die so genannte Synovia, geschmiert. Diese wird von der Gelenkinnenhaut, der Synovialis, produziert. Somit kann der Gelenkwiderstand sehr gering gehalten werden. Neben der Schmierung des Gelenkes übernimmt die Synovia die Versorgung des Knorpels mit Nährstoffen, da der Knorpel selbst keine eigenen versorgenden Blutgefäße besitzt. Dies ist für den Knorpel auch ein Vorteil, da er somit stärkeren Belastungen ausgesetzt werden kann, ohne dass seine Ernährung durch abgedrückte Blutgefäße Schaden nimmt.

Was passiert nun bei den entzündlich-rheumatischen Erkrankungen mit unseren Gelenken? Der Grundmechanismus ist in der Regel bei allen entzündlich-rheumatischen Erkrankungen ähnlich. Durch eine Fehlsteuerung im Immunsystem kommt es zu einer Entzündung der Gelenkinnenhaut. Diese produziert durch die Entzündung vermehrt Synovia, die mit einer Vielzahl Entzündungsbotenstoffen angereichert ist. Diese Stoffe können ihrerseits Zellen des Abwehrsystems des Menschen aktivieren, die zu weiteren Entzündungsreaktionen führen. Im weiteren Verlauf kommt es dann zu einer Schädigung des Knorpels und letztendlich zur Zerstörung des gelenknahen Knochens.

Die Bedeutung des Immunsystems

Die genauen Ursachen der entzündlich-rheumatischen Erkrankungen sind bis heute nicht endgültig geklärt. In den letzten Jahren erhärtet sich aber die Meinung, dass es sich um so genannte Autoimmunerkrankungen, also fehlgeleitete Abwehrreaktionen gegen Strukturen des eigenen Körpers, handelt. Unser Abwehrsystem, das Immunsystem, hat normalerweise die Aufgabe, Infektionserreger und entartete Zellen im Körper zu erkennen und zu vernichten. Dies gelingt dem Immunsystem in der Regel sehr gut, da es in der Lage ist, »körperfremdes« Material von »körpereigenem« zu unterscheiden. In diesem Prozess kommt spezialisierten weißen Blutkörperchen, den B- und T-Zellen, eine große Bedeutung zu. Diese Abwehrzellen erkennen Infektionserreger und machen sie unschädlich. Körpereigene Zellen oder auch nützliche Darmbakterien werden als körpereigen erkannt und nicht angegriffen. So scheint unser Immunsystem nahezu perfekt. Eine Störung in diesem System kann jedoch dazu führen, dass das Immunsystem körpereigene Bestandteile als fremd ansieht und fälschlicherweise bekämpft. Solche Störungen findet man bei entzündlich-rheumatischen Erkrankungen. B- und T-Zellen scheinen Zellen der Gelenkinnenhaut mit Krankheitserregern zu verwechseln und zu zerstören. Bis heute ist die letztendliche Ursache dieser Störungen nicht in allen Einzelheiten bekannt.

Kommunikation zwischen Zellen. Die Abwehrreaktion der B- und T-Zellen gegen die Zellen der Gelenkinnenhaut löst eine Entzündung im Körper aus. Die falsch arbeitenden B- und T-Zellen schütten eine Reihe von Botenstoffen aus. Im weiteren Verlauf werden auch andere Immunzellen aktiviert und entzündungsfördernde Stoffe freigesetzt. Dadurch kommt es zur Entzündung, die durch die Zellen der Gelenkinnenhaut unterhalten wird, Knorpel und Knochen werden angegriffen. Eine Hauptrolle innerhalb dieses Krankheitsprozesses kommt den Zytokinen zu. Zytokine sind Botenstoffe, die von Zellen ausgestoßen werden und eine »Kommunikation« zwischen Zellen ermöglichen. Diese Botenstoffe werden von verschiedenen Zellen produziert und ausgeschieden. Andere Zellen, die so genannten Zielzellen, besitzen ihrerseits an der Zelloberfläche Bindungsstellen für diese Zytokine. Wird ein Botenstoff an einer Bindungsstelle gebunden, so verändert sich die Struktur der Bindungsstelle. Dies ist für die Zelle ein Signal, das im Zellinneren wahrgenommen wird. Die Zielzelle kann auf dieses Signal beispielsweise mit der Produktion eines Stoffes antworten. So beeinflussen sich die Zellen gegenseitig und unterhalten dadurch Entzündungsprozesse.

WISSEN

Gibt es eine genetische Veranlagung für eine rheumatische Erkrankung?

Sicherlich kann man die rheumatischen Erkrankungen nicht als Erbkrankheiten im engeren Sinne betrachten, es gibt jedoch Hinweise auf eine genetisch bedingte Veranlagung. Damit sich die Krankheit entwickelt, müssen jedoch weitere, bislang nicht im Einzelnen geklärte Faktoren hinzukommen. Forschungsprojekte untersuchen die Zusammenhänge zwischen verschiedenen rheumatischen Krankheitsbildern und deren genetischen Grundlagen. Interessant sind hier besonders Familien, in denen mehrere Personen an verschiedenen Formen der rheumatischen Erkrankungen leiden. Genetiker beschäftigen sich außerdem mit der Frage, welche Gene in den fehlgesteuerten Zellen des Immunsystems an- oder abgeschaltet werden. Diese Forschungen dienen der Weiterentwicklung der Diagnostik und Therapie rheumatischer Erkrankungen.

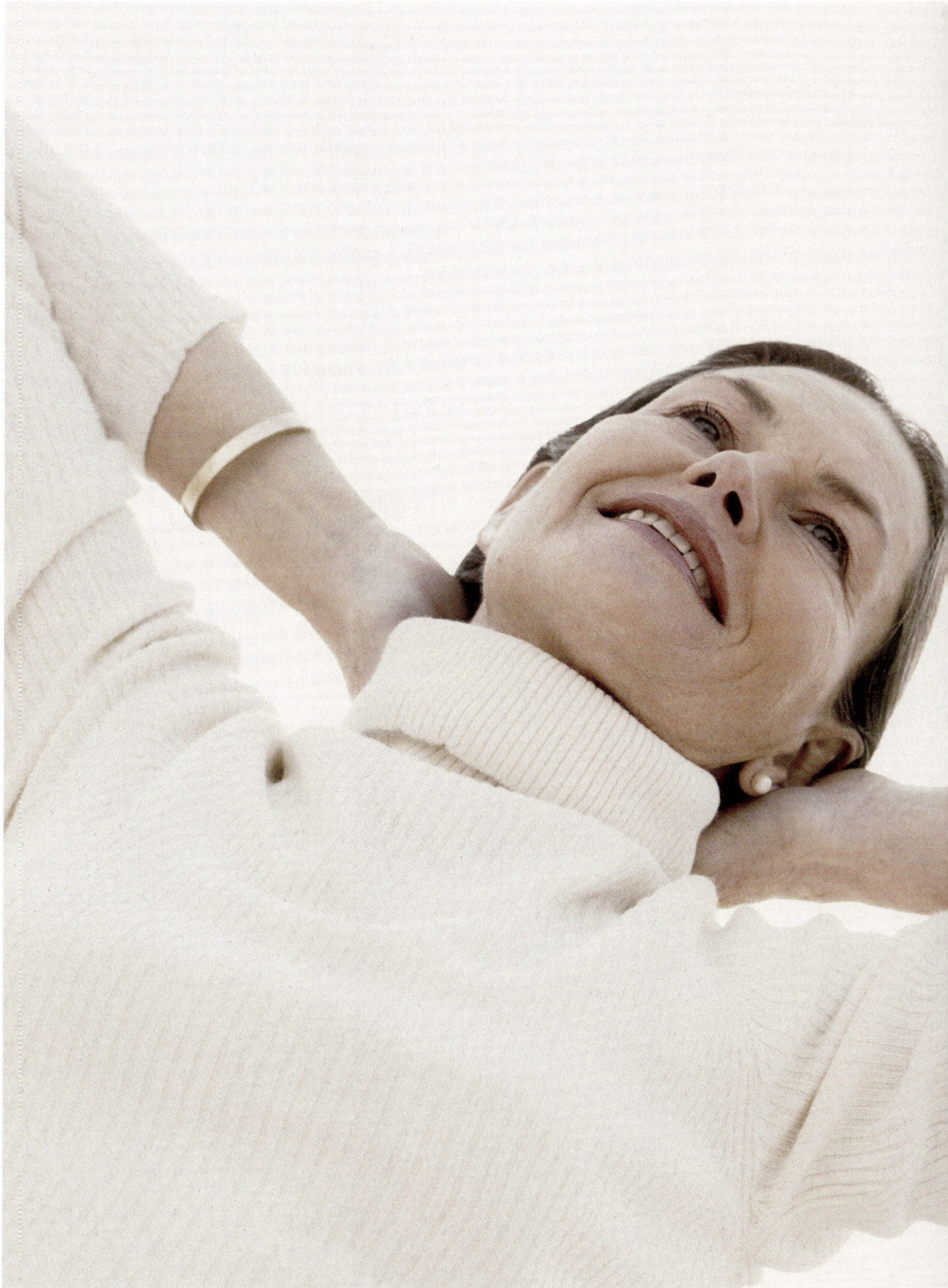

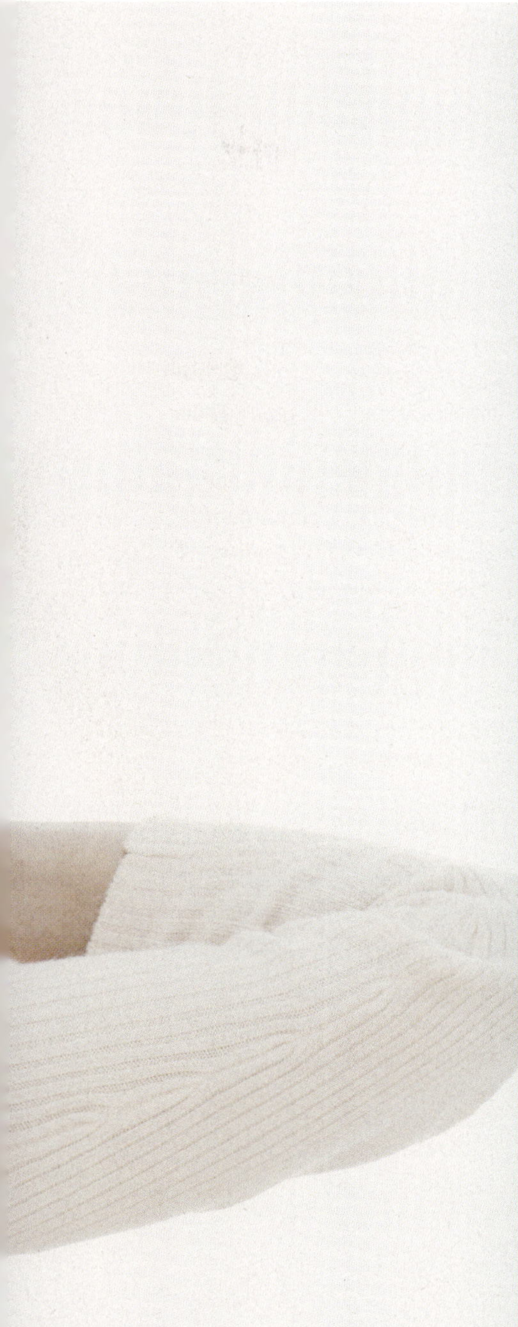

Der Weg des Betroffenen – vom ersten Schmerz bis zum ersten Arztkontakt

Aus Angst vor der Diagnose scheut sich so mancher vor dem Besuch des Arztes – aber seien Sie sicher, es ist der erste Schritt zur Linderung Ihrer Beschwerden.

»Habe ich etwa Rheuma?«

Die ersten Beschwerden werden von Rheumapatienten schon lange vor dem ersten Besuch beim Arzt bemerkt. Gut in Erinnerung ist mir eine 45-jährige Frau, die angab, schon 1½ Jahre vor der Vorstellung in unserer Ambulanz Gelenkschmerzen und Schwellungen im Bereich der Finger- und Handgelenke bemerkt zu haben. Leider sind die ersten Beschwerden häufig nicht so klar und eindeutig, dass die Diagnose »Rheuma« auf Anhieb gestellt werden kann. Oft sind die Beschwerden diffus und die Betroffenen jung. Die Diagnose »Rheuma« ist landläufig jedoch an ein höheres Lebensalter gekoppelt, und so verdrängen selbst die Betroffenen oft ihre Schmerzen. Frei nach dem Motto

»Weil nicht sein kann, was nicht sein darf!«

Die Schilderungen von ganz unterschiedlichen Krankheitsgeschichten im vorliegenden Buch helfen vielleicht dem einen oder anderen, seine Symptome frühzeitiger einzuordnen und einen Arzt aufzusuchen.

Beschwerden des Bewegungsapparates führen die meisten Menschen zuerst zu ihrem Hausarzt. Oft handelt es sich bei Gelenk- und Muskelschmerzen nur um harmlose Verspannungen, Muskelkater oder Zerrungen, die durch physikalische Maßnahmen rasch behebbar sind. Bei anhaltenden Gelenkbeschwerden oder Rückenschmerzen überweist der Hausarzt seinen Patienten in der Regel an einen Orthopäden oder Arzt für Physikalische Therapie. Dieser klärt ab, inwieweit die Beschwerden durch Abnutzungserscheinungen oder muskuläre Fehlbelastungen entstanden sind.

WISSEN

Mögliche erste Symptome einer entzündlichen rheumatischen Erkrankung:

- Gelenkschmerzen
- Gelenkschwellungen
- Müdigkeit/Abgeschlagenheit
- Appetitlosigkeit
- Nachtschweiß
- Morgensteifigkeit
- Gewichtsverlust

Der Weg zur Diagnose

Alarmzeichen, die auf einen entzündlichen Schmerz hindeuten und bei denen Sie an Rheuma denken sollten, sind:

- morgendliche und nächtliche Gelenk- oder Rückenschmerzen
- chronische Schmerzen bei jungen Patienten (da in der Regel noch keine Abnutzungserscheinungen zu erwarten sind) und
- das Vorhandensein von hohen Entzündungswerten im Blut.

Die letztgenannten Symptome sollten dazu führen, den Betroffenen bei einem Rheumatologen vorzustellen, um eine entzündlich-rheumatische Erkrankung abzuklären.

WISSEN

Die rheumatische Diagnosesicherung stützt sich auf drei wesentliche Punkte

- Krankengeschichte (Anmanese) und klinische Untersuchung
- laborchemische Untersuchungen (Entzündungswerte, Autoantikörperdiagnostik, genetische Erbmerkmale, Infektionsdiagnostik)
- apparative Diagnostik (Röntgen, Ultraschall, nuklearmedizinsche Untersuchungen, in selteneren Fällen auch computertomographische (CT) und magnetresonanztomographische (MRT) -Untersuchungen)

Ein erfahrener Rheumatologe kann oft schon nach Erhebung der Krankengeschichte die Diagnose »entzündliches Rheuma« mit großer Wahrscheinlichkeit stellen. Zur Feststellung des Ausmaßes der Erkrankung und zur Festlegung der Therapie sind meist weitere Diagnoseverfahren notwendig (siehe S. 29, »Die rheumatischen Erkrankungen«).

Deutschlandweit gibt es relativ wenige Fachärzte für Innere Medizin, die sich auf das Gebiet der Rheumatologie spezialisiert haben.

Anamnese. Die Erhebung der Krankengeschichte, der Anamnese, nimmt eine zentrale Stellung bei der Diagnosestellung ein. Ihr Arzt wird Ihnen eine Reihe typischer Fragen stellen.

TIPP

Nutzen Sie Wartezeiten!

Manchmal müssen Sie auf einen Termin beim Rheumatologen längere Zeit warten. Nutzen Sie die Zeit sinnvoll. Röntgenuntersuchungen der betroffenen Gelenkregionen und laborchemische Untersuchungen kann auch Ihr Hausarzt anordnen. Die Ergebnisse können Sie dann dem Rheumatologen vorgelegen.

Wann besteht der Verdacht auf entzündliches Rheuma?

Sie Sollten einen Arzt aufsuchen, wenn Sie folgende Symptome an sich beobachten:

- Schwellungen und Schmerzen von Gelenken, die ohne vorangegangene Verletzung auftreten
- Rötung und Überwärmung eines Gelenkes
- immer wiederkehrende Schmerzen in demselben Gelenk
- Gelenk- und Rückenschmerzen, die besonders in Ruhephasen in den Vordergrund treten (nachts oder in den Morgenstunden)
- besonders ausgeprägte morgendliche Schwellung von Fingergelenken mit deutlicher Morgensteifigkeit; Problem nach dem Händeschütteln
- Nachweis hoher Entzündungswerte beim Hausarzt, z. B. Blutsenkungsgeschwindigkeit (BSG) und C-reaktives Protein (CrP)

WISSEN

Typische Fragen des Arztes:

- Seit wann bestehen Ihre Gelenk-/Rückenbeschwerden?
- Haben die Gelenk-/Rückenschmerzen plötzlich oder schleichend begonnen?
- Welche Gelenke sind betroffen? Eher die kleinen Gelenke an Fingern oder Zehen oder eher die großen an Knie und Schultern?
- Gab es vor dem Auftreten der Gelenkbeschwerden irgendwelche Besonderheiten, z. B. eine Verletzung, eine Durchfallerkrankung, Halsschmerzen, eine Operation oder Ähnliches?
- Stören die Gelenk-/Rückenschmerzen Ihren Schlaf?
- Spüren Sie morgens eine Steifigkeit der Gelenke? Wenn Ja, wie lange hält sie an?

Anhand der Antworten kann Ihr Arzt bereits eine erste Zuordnung Ihrer Beschwerden zu einer eventuell bei Ihnen

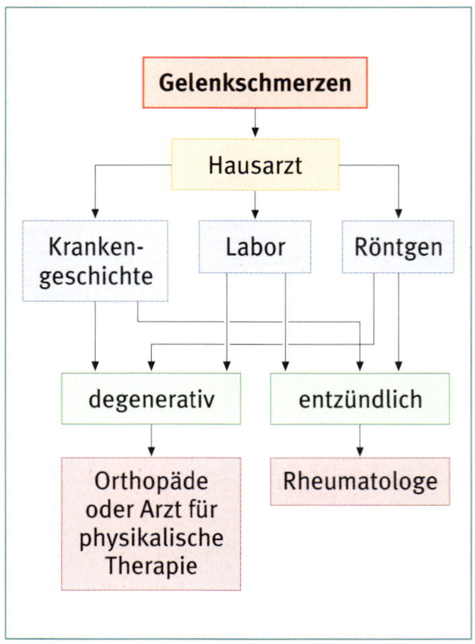

Flussdiagramm – vom Symptom zur Diagnose

vorliegenden entzündlich-rheumatischen Erkrankung vornehmen. Er kann dann die nachfolgende Diagnostik mit laborchemischen und radiologischen Untersuchungen gezielt in die Wege leiten.

Laborchemische Diagnostik. Die laborchemische Diagnostik beginnt mit einer Basisdiagnostik, bei der zunächst eher allgemeine Entzündungswerte (Blutsenkungsgeschwindigkeit – BSG und C-reaktives Protein – CrP) gemessen werden. Diese Entzündungswerte sind bei allen entzündlich-rheumatischen Erkrankungen erhöht. Ausnahmen können bei Erkrankungen wie Psoriasis Arthritis, Spondyloarthropathien und Morbus Bechterew auftreten. Allerdings kann die BSG auch durch andere Entzündungen im Körper, z. B. eine Grippe oder Blasenentzündung verursacht sein.

Laborbefunde alleine erlauben noch keine sichere Diagnose. Beispielsweise lassen sich Rheumafaktoren auch bei ca. 5 % der gesunden Bevölkerung nachweisen.

Radiologische Diagnostik. Die radiologische Diagnostik vervollständigt das Gesamtbild. Bei begründetem Verdacht auf eine rheumatische Erkrankung kann durch gezielte Röntgenuntersuchungen der betroffenen Gelenke bzw. Wirbelsäule die Diagnose dann gesichert werden. Bei jeder entzündlich-rheumatischen Erkrankung kennt man charakteristische Skelettabschnitte oder Gelenkareale, die sehr früh betroffen sind. Im Röntgenbild kann man dort bereits in frühen Stadien geringe Veränderungen finden, auch wenn die betroffenen Gelenke vielleicht noch gar nicht schmerzen. Wundern Sie sich daher nicht, wenn Ihr Arzt auch Gelenke röntgt, die Ihnen aktuell keine Beschwerden machen.

WISSEN

Weitere laborchemische Untersuchungen zur Abklärung entzündlich-rheumatischer Erkrankungen können sein:

- Rheumafaktoren, z. B. bei rheumatoider Arthritis
- Antikörper gegen citrulliniertes Antigen, z. B. bei rheumatoider Arthritis
- HLA-B27, z. B. bei Spondyloarthropathien; HLA steht für »Humanes Leukozyten Antigen«; der Nachweis dieses Antigentyps ist ein wichtiges Kriterium bei der Differenzialdiagnose verschiedener rheumatischer Erkrankungen
- Borrelien-Antikörper bei Borreliose; Borrelien sind eine Gruppe von Bakterien, die beim Menschen die Lyme-Borreliose auslösen können, eine Infektionskrankheit, die u. a. auch die Gelenke befallen kann

Häufige Fragen der Betroffenen

Aus unserer Erfahrung ist die Diagnose »entzündlich-rheumatische Erkrankung« für viele Patienten zunächst ein Schock. Bisher haben sie vielleicht versucht, die Beschwerden zu ignorieren oder gar zu leugnen. Nun, nachdem sie sich endlich zum Arztbesuch überwunden haben, sollen sie tatsächlich an einer chronischen Erkrankung leiden – für viele Betroffene nur schwer akzeptierbar. Viele Fragen tun sich auf:

Frage: Wie lange wird es dauern, bis ich wieder gesund bin?

Antwort

Die entzündlich-rheumatischen Erkrankungen sind chronische Erkrankungen. Dies bedeutet, dass die Erkrankung einen in der Regel ein Leben lang begleiten wird. Durch eine frühzeitig eingeleitete Therapie lassen sich jedoch die Beschwerden und das Voranschreiten der Erkrankung gut eindämmen. Meist kann ein nahezu normales Leben geführt werden.

Frage: Kann ich meinen Beruf und den Alltag weiter bewältigen?

Antwort

Generelle Einschränkungen bei der Ausübung des Berufes lassen sich nicht aufführen.
Aber da die entzündlich-rheumatischen Erkrankungen in der Regel in den frühen Morgenstunden die meisten Probleme bereiten, ist eine Tätigkeit im Drei-Schicht-System nicht unbedingt empfehlenswert. Auch eine Tätigkeit im feuchten kalten Milieu oder körperlich schwere Arbeiten, die die Gelenke belasten, führen oft zu einer Beschwerdezunahme. Von solchen Tätigkeiten ist also eher abzuraten.
Da es keine allgemeingültigen Empfehlungen gibt, ist eine individuelle Beratung nach Diagnosesicherung in jedem Fall bzw. konkreten Beruf empfehlenswert. Die Sozialarbeiter der Deutschen RheumaLIGA beraten Sie im Hinblick auf die Ausübung des Berufes oder auch Umschulungen. Ergotherapeuten können Sie hinsichtlich einer optimalen Einrichtung Ihres Arbeitsplatzes beraten.

Frage: Kann ich mit einer entzündlich-rheumatischen Erkrankung Kinder bekommen?

Antwort

Ja, natürlich kann man mit einer entzündlich-rheumatischen Erkrankung Kinder bekommen. Allerdings gelten Medikamente, die die Aktivität des Immunsystems unterdrücken sollen, so genannte Immunsuppressiva, als Kontraindikation für eine Schwangerschaft. Eine Ausnahme bildet hier Prednisolon. Sollte daher ein aktueller Schwangerschaftswunsch bestehen, sollten die entsprechenden Medikamente mindestens ein halbes Jahr vor Eintritt der Schwangerschaft abgesetzt werden. Besprechen Sie dies mit Ihrem behandelnden Arzt. Er wird Sie auch über Möglichkeiten schmerzlindernder Therapien, die in der Schwangerschaft erlaubt sind, informieren.

Frage: Darf ich weiter Sport treiben?

Antwort

Sportliche Aktivitäten sind erlaubt, solange es unter sportlicher Belastung nicht zu einer Zunahme der Gelenkbeschwerden kommt.
Bei Beschwerden im Bereich der Sprunggelenke, der Füße oder der Kniegelenke sind Sportarten wie Marathon laufen, Tennis oder Badminton nicht empfehlenswert, da diese die Gelenke sehr strapazieren. Bei Erkrankungen der Hände und Finger ist natürlich auch von Kickboxen abzuraten. Sportarten wie Gymnastik, Walking, Schwimmen und Fahrrad fahren sind hingegen zu empfehlen.

Frage: Kann ich mit einer speziellen Diät die Behandlung meiner entzündlich-rheumatischen Erkrankung unterstützen?

Antwort

Es gibt keine Diät, die direkt zu einer deutlichen Linderung der Gelenkbeschwerden führt. Untersuchungen konnten allerdings einen positiven Effekt von Omega-3-Fettsäuren auf die Gelenkbeschwerden bei der rheumatoiden Arthritis nachweisen. Da diese Anreicherung von Omega-3-Fettsäuren in der Nahrung keine negativen Effekte hervorruft, ist dies eine gute Möglichkeit, die medikamentöse Therapie zu unterstützen.
Auf jeden Fall ist es sinnvoll, bei Übergewicht eine Gewichtsreduktion anzustreben, da Übergewicht nicht nur den Kreislauf, sondern natürlich auch die Gelenke belastet. Der Verzehr von Nahrungsmitteln, die zu erhöhten Harnsäurewerten führen, wie z. B. Fleisch, Leber und Bries, sollte vermieden werden, da diese zur Auslösung eines Gichtanfalles beitragen können und somit zusätzliche Gelenkbeschwerden verursachen können.
Im Kapitel »Rheuma und Ernährung« (Seite 133) finden Sie ausführlichere Informationen zu diesem Thema.

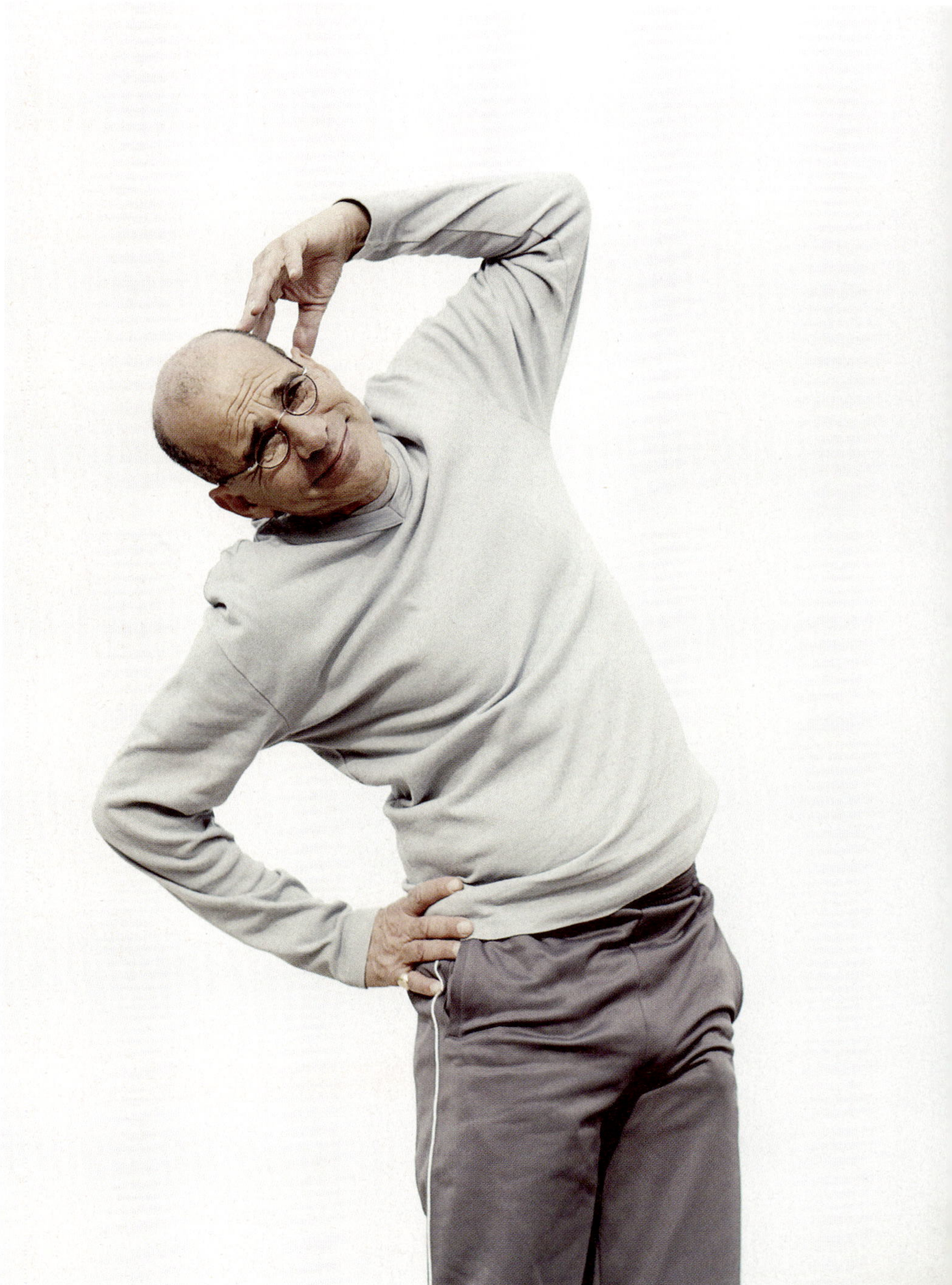

Die rheumatischen Erkrankungen

Allen rheumatischen Erkrankungen gemeinsam sind Schmerzen und Funktionseinschränkungen des Bewegungsapparates. Gelenke, Weichteile und auch innere Organe reagieren auf Irritationen durch Autoimmunprozesse, Bakterien oder Viren mit einem Entzündungsgeschehen – mit variablen Folgen.

Die rheumatoide Arthritis (RA)

Der Begriff rheumatoide Arthritis (RA) bezeichnet eine gelenkschädigende entzündlich-rheumatische Erkrankung, die früher »chronische Polyarthritis« genannt wurde. Ihnen ist diese Erkrankung als das klassische »Gelenk-Rheuma« sicher bekannt. Es handelt sich um die häufigste entzündlich-rheumatische Erkrankung. Zirka 1 % der Bevölkerung in Westeuropa sind an der rheumatoiden Arthritis erkrankt. Demnach leben in Deutschland etwa 800 000 Menschen mit dieser Erkrankung. Frauen sind durchschnittlich dreimal häufiger als Männer betroffen. Ursachen hierfür sind vermutlich in hormonell bedingten Unterschieden des Immunsystems und seinen Reaktionen zu suchen. Das bevorzugte Alter des Auftretens liegt um das dritte bis vierte Lebensjahrzehnt, wobei Neuerkrankungen auch in allen anderen Altersgruppen entstehen können.

Ursachen und Entstehungsmechanismen der rheumatoiden Arthritis

Die genauen Ursachen der rheumatoiden Arthritis sind – trotz intensiver Forschung – bis heute nicht bekannt. Eine entscheidende Rolle bei der Entstehung der rheumatoiden Arthritis spielt sicherlich das Immunsystem. Normalerweise sorgt das Immunsystem dafür, dass »körperfremde« Eindringlinge, z.B. Infektionserreger wie Bakterien und Viren, bekämpft werden und somit nicht zu einer Infektionskrankheit führen können. Bei der RA liegt eine Störung des Immunsystems vor. Durch diese Störung sieht das Immunsystem »körpereigene« Strukturen als »fremd« an und beginnt diese zu bekämpfen. Das bedeutet, dass der Körper fälschlicherweise sich selbst, also beispielsweise Bestandteile des Gelenks, angreift.

Bei der Krankheitsentstehung der rheumatoiden Arthritis kommt nach neueren Erkenntnissen den Zellbotenstoffen wie dem Tumornekrosefaktor-α (TNF-α), Interleukin 1 und Interleukin 6 eine zentrale Rolle zu. Sie können in der Gelenkflüssigkeit (Synovia) entzündeter Gelenke in erhöhter Konzentration nachgewiesen werden. Diese Boten-

WISSEN

Mögliche Ursachen der Störung des Immunsystems

- genetische Veranlagung: Häufung von rheumatischen Erkrankungen bei mehreren Mitgliedern einer Familie
- infektiöse Ursachen: Möglicherweise lösen Bakterien oder Viren, oder Teile von ihnen, eine Fehlsteuerung des Immunsystems aus
- hormonelle Faktoren: Die Mehrzahl der betroffenen Patienten sind Frauen
- Umwelteinflüsse

stoffe aktivieren Synovialfibroblasten (Gelenkbindegewebszellen), Osteoklasten (knochenabbauende Zellen) und Chondrozyten (Knorpelzellen), die dann weitere Gelenk-zerstörende Faktoren freisetzen. Weitere Stoffe, die bei der Krankheitsentstehung eine Rolle spielen sind unter anderem Interleukin-8 und GM-CSF. Der auf diese Weise hervorgerufene Entzündungsprozess richtet sich vor allem gegen Gelenke, Sehnenscheiden und Blutgefäße. Die Zytokine sind auch für die Allgemeinsymptome wie Müdigkeit, Fieber und Gewichtverlust verantwortlich.

Wenn diese Fehlsteuerung des Immunsystems nicht unterbrochen wird, schreitet die Selbstzerstörung in den Gelenken kontinuierlich voran. Die Entzündung bildet sich nicht von selbst zurück. Dies erklärt auch den chronischen (langwierigen) Krankheitsprozess. Der Körper kann sich hier nicht selber helfen. Nur eine entsprechende Behandlung kann diesen Prozess beeinflussen.

Die Gelenkzerstörung. Während die Ursachen der rheumatoiden Arthritis immer noch im Dunkeln liegen, kennt man die Vorgänge, die im Gelenk ablaufen, mittlerweile recht genau.

Um eine reibungsarme Bewegung des Gelenkes zu ermöglichen, produziert die Gelenkinnenhaut (Synovialis) die Gelenkschmiere (Synovia). Die Synovia ernährt auch die Knorpelzellen, da das Knorpelgewebe keine eigene Blutversorgung besitzt.

Die Entzündung bei der RA beginnt in der Gelenkinnenhaut und führt zu einer gesteigerten Synoviaproduktion. »Krank« ist also eigentlich nicht das Gelenk selber, sondern das Bindegewebe, genauer gesagt die Gelenkinnenhaut. Daraus resultiert eine schmerzhafte Schwellung, die zu einer Überdehnung der Gelenkkapsel führt. Folgen sind eine Verschlechterung der Gelenkführung und eine Ernährungsstörung der Knorpelzellen. Das Gelenk verschleißt frühzeitig. Durch die Entzündung wird auch die Zusammensetzung der Synovia geändert, knorpelschädigende Substanzen werden gebildet. Letztendlich bedingt ein dauerhafter Entzündungsprozess eine überproportionale Wucherung der Gelenkinnenhaut, die von Ärzten als »Pannusbildung« bezeichnet wird. Der Pannus (lateinisch »Tuch«) dehnt sich aus und wächst in die umgebenden Strukturen wie z.B. Knorpel, Knochen, Sehnen, Schleimbeutel, Bänder und Sehnenscheiden ein und ruft Funktionseinschränkungen hervor. Im Knochen entstehen »Höhlen« und »Löcher«, die im Röntgenbild gut erkennbar sind. Sehr selten können im Rahmen der Erkrankung auch andere Gewebe wie Muskeln, Gefäße und innere Organe angegriffen werden.

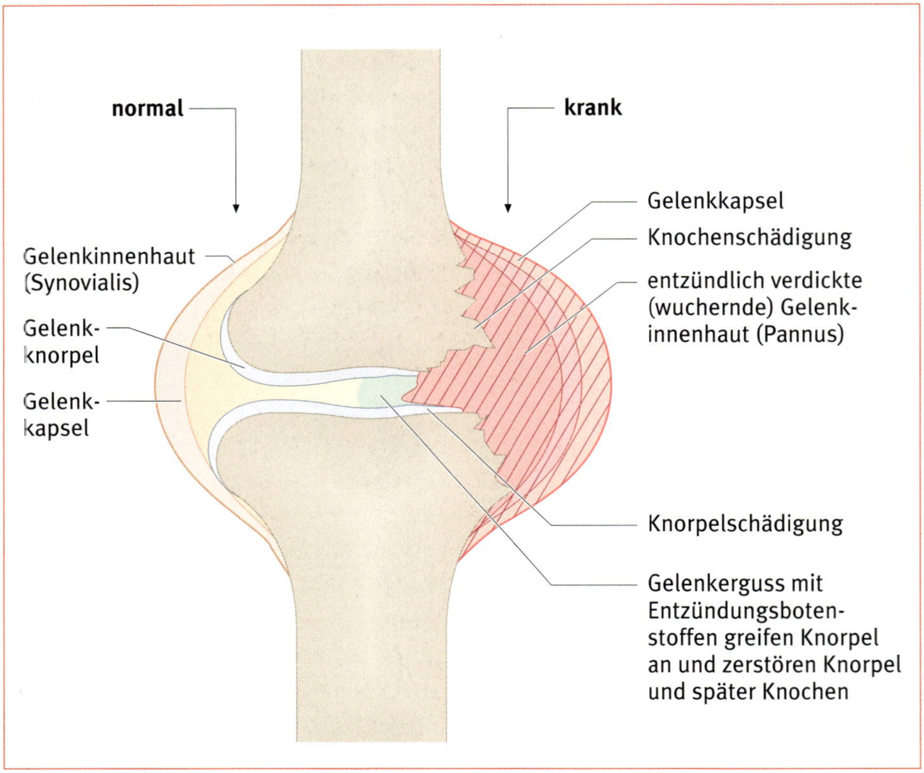

Der Mechanismus der Gelenkzerstörung im Detail.

Krankheitsverlauf

Die rheumatoide Arthritis wurde früher meist erst nach einem langen Leidensweg diagnostiziert, meist waren schon irreparable Gelenkschäden aufgetreten. Heute weiß man, dass die Erkrankung in den ersten zwei Jahren nach dem Auftreten der ersten Symptome sehr schnell fortschreitet und das frühes Eingreifen den Entzündungsprozess stoppen und die Gelenkzerstörung verhindern kann. Eine frühzeitige Diagnose ist deshalb sehr hilfreich.

Die rheumatoide Arthritis manifestiert sich sehr unterschiedlich. Sie kann plötzlich ausbrechen oder sich schleichend durch allgemeine Krankheitssymptome wie Gliederschmerzen, Fieber und allgemeines Unwohlsein ankündigen. Typischerweise klagen die betroffenen Patienten über eine Morgensteifigkeit der betroffenen Gelenke. Die Patienten berichten, dass ihre Hände wie eingefroren wirken. Meist verschwinden die Symptome nach 15 bis 30 Minuten, manchmal halten sie aber auch Stunden an. Gelenkschmerzen, Überwärmung und Schwellung von Gelenken kommen hinzu. Klare Gelenkkonturen verschwinden. Beispielsweise sind die Knöchel der Hand bei geballter Faust nicht mehr erkennbar. Meist treten die Beschwerden symmetrisch, d.h. beispielsweise an beiden Händen oder beiden Knien auf. Mit Vorliebe werden die kleinen Fingergelenke mit Aussparung der Fingerendgelenke befallen. Die Symptome führen rasch zu einer Funktionseinschränkung der betroffenen Gelenke. Im weiteren Krankheitsverlauf kann prinzipiell jedes Gelenk betroffen sein.

Etwa 30 % der Patienten mit rheumatoider Arthritis haben so genannte Rheumaknoten. Das sind unter der Haut liegende, derbe, verschiebliche Knoten. Meistens entstehen sie im Verlauf der Erkrankung an Stellen erhöhter Druckbelastung, z.B. an der Streckseite von Gelenken, am häufigsten am Ellenbogen. Rheumaknoten sind meistens ein Zeichen für einen schweren Krankheitsverlauf. Seit immer mehr Patienten mit einer chronischen Polyarthritis früher mit langwirksamen Antirheumatika behandelt werden, sind die Rheumaknoten seltener geworden.

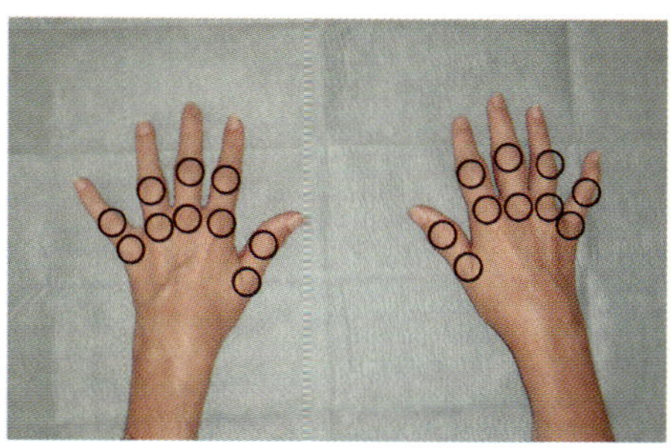

Typisches Befallsmuster der Hände bei RA

WISSEN

Frühe und typische Symptome, die auf eine rheumatoide Arthritis hindeuten:

- allgemeine Krankheitssymptome wie Gliederschmerzen, Fieber, Schwitzen der Handinnenflächen, Gewichtsabnahme und allgemeines Unwohlsein
- Morgensteifigkeit der Finger und Handgelenke von mindestens einer Stunde Dauer
- Gelenkschmerzen mit Überwärmung und Schwellungen
- symmetrische Entzündung auf beiden Körperseiten
- vorwiegend Befall der kleinen Fingergelenke mit Aussparung der Fingerendgelenke
- schmerzbedingte Funktionsstörungen in den betroffenen Gelenken, z.B. Faustschluss nicht möglich

Fortgeschrittene Krankheitsstadien:

- Gelenkergüsse, Schleimbeutelentzündungen, Sehnenscheidenentzündungen
- Zerstörung des Gelenkknorpels (als Gelenkspaltverschmälerung im Röntgenbild zu sehen)
- Zerstörung von Knochen, die an den Ansatzstellen der Gelenkkapsel beginnt (als Risse und Aussparungen im Röntgenbild zu sehen)
- Bindegewebige und knöcherne Gelenkbrücken, die häufig zu irreversiblen Gelenkverformungen führen und Funktionseinschränkungen bis hin zur Invalidität des Patienten verursachen

Der Verlauf der Erkrankung ist von Patient zu Patient sehr verschieden. Man kennt ganz milde Verläufe, bei denen die Erkrankung nur nach langer Zeit sicher diagnostiziert werden kann und bleibende Gelenkveränderungen nahezu fehlen. Daneben gibt es kontinuierliche Gelenkentzündungen bis hin zu Verläufen mit zyklischem Muster, wobei sich Phasen hoher (»Schub«) und niedriger entzündlicher Aktivität abwechseln. Mitunter kommt es schon in kurzer Zeit zu Gelenkzerstörungen mit Komplikationen, die mit starken Medikamenten behandelt werden müssen. Die rheumatoide Arthritis ist in jedem Fall eine chronische Erkrankung und kommt ohne eine entsprechende Behandlung nicht zum Stillstand.

Die Krankheitsaktivität, die sich anhand der Zunahme oder Beruhigung der Entzündungsprozesse beurteilen lässt, ist eine wichtige Messgröße, um den Verlauf der Erkrankung zu beurteilen. Entzündungen drücken sich auch im reduzierten Allgemeinbefinden aus.

Nur in sehr seltenen Ausnahmen schreitet die Erkrankung trotz Therapie fort und führt zu einer Zerstörung der Gelenke. Äußerlich ist dies unter Umständen an Gelenkfehlstellungen zu erkennen. Dieses Endstadium, die »ausgebrannte rheumatoide Arthritis«, wird Dank der heutigen therapeutischen Möglichkeiten nur noch sehr selten gesehen.

Grundsätzlich kann jedes Gelenk befallen werden. Im Verlauf einer RA kann der Befall der kleinen Halswirbelkörpergelenke ein Problem darstellen, da dies in sehr seltenen Fällen lebensbedrohliche Zustände hervorrufen kann. Ihr Arzt wird daher regelmäßig gezielt nach entsprechenden Symptomen fragen und ggf. frühzeitig eine schützende Therapie einleiten.

WICHTIG

Treten bei langjähriger rheumatoider Arthritis Nackenschmerzen, Schwindel, Übelkeit oder Missempfindungen wie Kribbeln oder Gefühlstörungen in den Armen oder Händen auf, so suchen Sie umgehend Ihren Arzt auf!

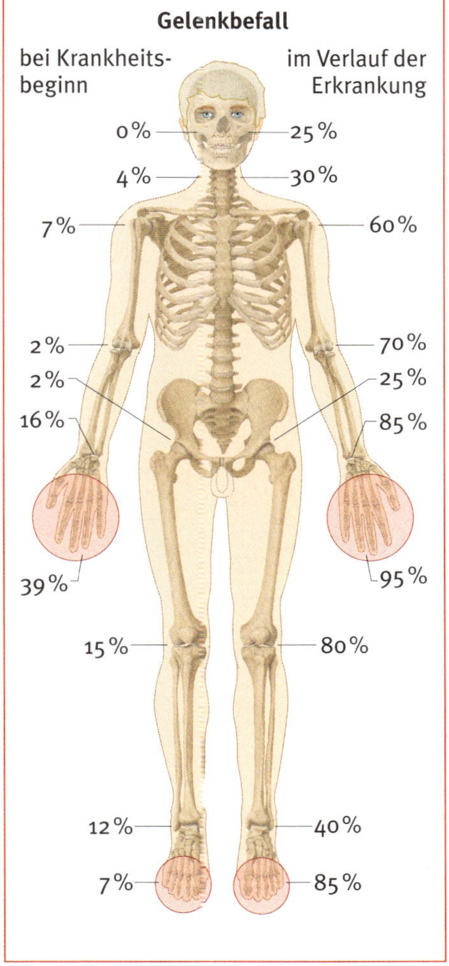

Verteilung des Gelenkbefalls

Eine weitere Begleiterkrankung ist das »Karpaltunnelsyndrom«. Hierbei führt ein Übergreifen der Gelenkentzündung auf benachbartes Gewebe zur Einengung des Nervs, der vom Unterarm zur Hand zieht und dort den Daumen, Zeige- und Mittelfinger versorgt. Der Patient bemerkt in diesem Fall brennende, kribbelnde Schmerzen, die vorwiegend nachts auftreten.

PATIENTENSCHILDERUNG

Ein langer Weg

Ich muss Anfang 30 gewesen sein, als ich das erste Mal Schmerzen im Fuß beim Laufen hatte. Ich war beruflich sehr eingespannt, und die verbleibende Freizeit war mit Familie, Freunden, Hobbys und Reisen ausgefüllt, da nahm ich mir keine Zeit, um meine »Wehwehchen«, die kurzfristig auftraten, abklären zu lassen. Ich vermutete aber schon damals, dass es sich um eine Form des Rheumas handeln könnte. Später kamen Schmerzen in der Hand dazu, die ich auf eine Überlastung (intensive PC-Eingaben) schob. Ich konnte die Finger nicht ausstrecken, hatte auch nachts starke Schmerzen, von denen ich wach wurde. Die Beschwerden kamen immer nach dem gleichen Muster wieder: Sie kündigten sich an, die Bewegungseinschränkung blieb zwei Tage bestehen und ließ dann langsam wieder nach. Zwischen diesen – heute weiß ich, dass es Schübe waren – war ich beschwerdefrei.

Die Beschwerden wurden stärker

Zum Ende meiner ersten Schwangerschaft, mit 35 Jahren, wanderte der Schmerz dann erstmals von Gelenk zu Gelenk und war beidseitig; nun waren auch die Knie betroffen. Jetzt suchte ich erstmals den Arzt auf, um meinen Rheumafaktor (RF) bestimmen zu lassen – Ergebnis positiv. Auch das CRP (ein Entzündungswert im Blut) war erhöht. Da man während der Schwangerschaft keine medikamentöse Behandlung beginnen wollte und ich zudem recht »schmerzresistent« bin, beließ ich es dabei. Den nächsten Schub hatte ich dann wenige Wochen nach der Entbindung wieder in der Hand. Ich hatte Schwierigkeiten, meine Kinder (Zwillinge) aus dem Bett zu heben.

Als die Kinder 8 Monate alt waren, bekam ich einen Schub, der ein halbes Jahr anhielt. Diesmal setzte sich die Entzündung im Knie fest – ich konnte weder laufen noch richtig sitzen. Ich suchte zunächst einen Unfallchirurgen auf, den ich auf den positiven RF hinwies. Dort wurde ich zweimal lokal mit Kortison behandelt, was die Schmerzen für ca. 1 Woche wie von Zauberhand verschwinden ließ. Leider kamen die Beschwerden wieder. Erstmals waren neben den Zeh- und Fingergelenken auch der Ellenbogen (verbunden mit typischer Morgensteifigkeit) und die Achillessehne betroffen. Es wurde ein MRT veranlasst und ich ließ beim Hausarzt Blutuntersuchungen durchführen, die den Entzündungswert und positiven RF bestätigten. Von dort wurde ich letztlich zum Rheumatologen überwiesen.

Die Diagnose

Aufgrund der akuten Entzündung wurde ich teilstationär behandelt. Hier wurde nun eine rheumatoide Arthritis diagnostiziert. Eine Flut von Fragen tauchte auf. Ich lernte das Krankheitsbild und die medizinischen Begrifflichkeiten kennen, setzte mich mit den Wirkungen und Nebenwirkungen der verordneten Medi-

PATIENTENSCHILDERUNG

kamente (NSAR, Kortison, MTX) auseinander, hatte für mich die Frage zu klären, ob ich mich um einen Schwerbehindertenstatus bemühen sollte und beschäftigte mich auch mit alternativen Behandlungsmöglichkeiten. Nach hoch dosierter Kortisongabe in Verbindung mit der Einnahme von NSAR (Entzündungshemmer ohne Kortison, s. Seite 84) wurde ich rasch schmerzfrei, die Schwellungen im Knie und an der Achillessehne gingen langsam zurück und Schmerzen traten nur noch unter Belastung auf. Zugleich wurde die Beweglichkeit des Kniegelenks, das durch die eingenommene Schonhaltung bereits anfing zu versteifen, durch Krankengymnastik wiederhergestellt. Eine immunsuppressive Therapie mit MTX (s. Seite 74) wurde eingeleitet.

Die chronische Krankheit wird weiter mit zu meinem und dem Leben meiner Familie gehören, auf deren Unterstützung ich im Falle eines Schubes angewiesen bin. Es bleibt die Hoffnung auf einen Krankheitsverlauf, der meine Lebensqualität und damit verbunden die meiner Familie nicht beeinträchtigen wird.

Labor- und Blutuntersuchungen liefern Hinweise

Der Weg von den Gelenkbeschwerden zur Sicherung der Diagnose gleicht dem Zusammensetzen eines Puzzles.

Von Ärzten wurden so genannte Diagnosekriterien entwickelt, die neben den schon beschriebenen klinischen Symptomen auch laborchemische Auffälligkeiten und typische Veränderungen im Röntgenbild berücksichtigen. Laborbefunde erlauben allein nicht die gesicherte Diagnose einer RA, weder im Früh- noch im Spätstadium. Sie sind trotzdem erforderlich, um zwischen entzündlichen und nichtentzündlichen Prozessen zu unterscheiden, um die Aktivität der Erkrankung zu beurteilen und um den Verlauf der Erkrankung und den Effekt von Therapien einzuschätzen. Die Beurteilung der Laboruntersuchungen muss stets in Zusammenhang mit dem aktuellen Beschwerdebild erfolgen.

Zu den laborchemischen Veränderungen zählen der Nachweis von so genannten Rheumafaktoren, also Proteinen, die vom Immunsystem gebildet werden und sich gegen körpereigene Strukturen richten sowie hohe Entzündungsparameter.

Der alleinige Nachweis von Rheumafaktoren gilt jedoch nicht als ausreichender Hinweis für das Vorliegen einer rheumatoiden Arthritis. Dies ist wichtig

WICHTIG

Der Nachweis von Rheumafaktoren alleine reicht als Diagnosekriterium für eine rheumatoide Arthritis nicht aus.

zu wissen, denn wie häufig kommen Patienten in unsere Ambulanz, bei denen ein positiver Rheumafaktor gefunden wurde und die nun große Angst haben, an einer rheumatoiden Arthritis zu erkranken, obwohl sie gar keine weiteren Symptome haben.

Untersuchungen an gesunden Menschen haben gezeigt, dass sich Rheumafaktoren ab dem 60. Lebensjahr vermehrt auch bei Gesunden nachweisen lassen.

WISSEN

Typische Laborbefunde bei rheumatoider Arthritis

- erhöhte allgemeine Entzündungswerte: Blutsenkungsgeschwindigkeit BSG, C-reaktives Protein (Normwert: bis 0,5 mg/dl)
- Nachweis von Rheumafaktoren (Latextest-Normwert negativ) – ELISA – (Normwert < 24 IE)
- Antikörper gegen CCP (zyklisches citrulliniertes Antigen) – ELISA – (Normwert < 20 U/ml)
- Blutbildveränderungen im Rahmen der Entzündung, wie Anämie und Thrombozytose

Die endgültige Diagnose »rheumatoide Arthritis« ist oft nicht leicht zu stellen, hier spielt die Erfahrung eines Arztes eine große Rolle. Daher sollten Sie im Verdachtsfall einen entsprechenden Spezialisten aufsuchen. Das kann ein Internist oder ein Rheumatologe sein.

Bei einer gesicherten Rheumadiagnose wird der Rheumafaktor in regelmäßigen Abständen überprüft. Je mehr Rheumafaktor sich nachweisen lässt, umso höher ist auch das Risiko, dass die Erkrankung schnell und aggressiv fortschreitet. Die Behandlung kann dann dementsprechend angepasst werden. Weitere Laborkontrollen werden

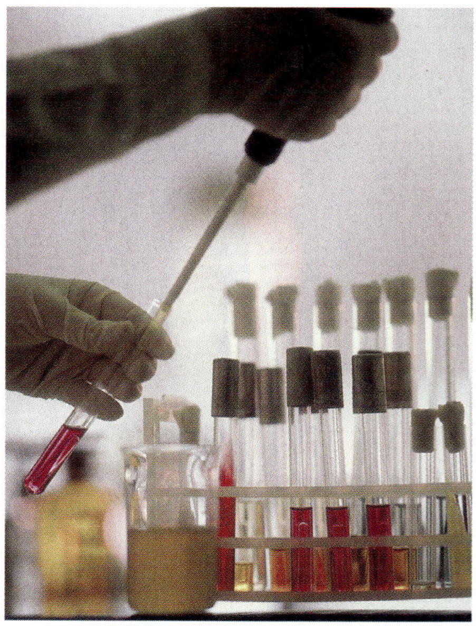

Laboruntersuchungen sind bei der Diagnose hilfreich

durchgeführt, um die Verträglichkeit der Medikamente zu überprüfen. Hierbei wird in regelmäßigen Abständen ein Blutbild zur Erfassung der roten und weißen Blutkörperchen sowie der Blutplättchen erstellt. Die Funktionen von Leber und Niere können mittels der Blutwerte überprüft werden, und bei Kortisonbehandlung ist auch die Bestimmung des Blutzuckers in regelmäßigen Abständen zu empfehlen.

Bedeutung bildgebender Verfahren

Neben der Erhebung der Krankengeschichte und den laborchemischen Untersuchungen kommen den bildgebenden Verfahren, wie z.B. Ultraschall, Computertomographie, Kernspintomographie, Skelettszintigraphie und Gelenkspiegelung (Arthroskopie) eine große Bedeutung bei der Diagnosesicherung zu.

WISSEN

Bildgebende Verfahren, die zur Diagnosesicherung eingesetzt werden:

- Röntgen der Gelenke
- Ultraschall der Gelenke
- Skelettszintigraphie
- Magnetresonanztomographie (MRT) der Gelenke

Röntgenuntersuchungen sind auch heute noch ein wichtiges Instrument, um den Zustand der Gelenke zu beurteilen. Zerstörungen des Knochens lassen sich gut beurteilen, während es nicht möglich ist, Gelenkkapseln und Sehnen abzubilden. Abnutzungsvorgänge, also Arthrosen, lassen sich im Röntgenbild gut von entzündlichen Prozessen unterscheiden. Zu Beginn einer rheumatischen Arthritis kann man eine Osteoporose erkennen, die auf den Gelenkbereich beschränkt ist. Später werden Zysten erkennbar. Im Spätstadium sind die Knochenenden sichtbar verkürzt und die im Gelenkbereich aufgerauten Knochen »zusammengewachsen«. Damit ist jede Bewegung unmöglich.

Durch **Gelenkultraschalluntersuchungen** können Gelenkergüsse, also die Ansammlung von Flüssigkeit in den Gelenken, diagnostiziert werden. Vorteile dieser Untersuchungsmethode sind die Untersuchung in Bewegung und das Fehlen von schädigenden Röntgenstrahlen. Auch eine diagnostische oder therapeutische Punktion zum Entfernen der Flüssigkeit aus dem Gelenk lässt sich mittels dieses Verfahrens gut planen und durchführen. Beginnende Veränderungen am Gelenkknorpel, die zu den frühen Begleiterscheinungen der rheumatoiden Arthritis zählen, lassen sich ebenfalls darstellen. Das Übergreifen der Entzündung auf umgebende Strukturen, wie z.B. Sehnen, kann zu Schmerzen und Funktionseinschränkungen führen. Die Ultraschalluntersuchung ermöglicht eine genaue Lokalisationsangabe und unterscheidet sich von anderen Ursachen wie z.B. Abriss einer Sehne als Schmerzursache.

WISSEN

Überblick über die Diagnosekriterien der rheumatoiden Arthritis hier leicht modifiziert:

- Morgensteifigkeit (mindestens eine Stunde andauernd und länger als 6 Wochen andauernd)
- Weichteilschwellung von drei oder mehr Gelenken (länger als 6 Wochen)
- Entzündungen der Hand- und Fingergelenke (mit Ausnahme der Fingerendgelenke, länger als 6 Wochen)
- symmetrische Gelenkschwellung von Hand- und Fingergelenken (länger als 6 Wochen)
- Rheumaknoten
- positive Rheumafaktoren
- typische radiologische Veränderungen

Für die Diagnosesicherung müssen mindestens vier dieser Kriterien erfüllt sein.
(American College of Rheumatology, 1987)

Skelettszintigraphie, ein nuklearmedizinisches Verfahren zur Darstellung entzündlicher Gelenkveränderungen im Ganzkörperüberblick, ist bei der RA nur in speziellen Fällen notwendig. Sie kann bei unklaren Fällen durch den Nachweis eines typischen Gelenkverteilungsmusters die Diagnosesicherung erbringen.

Kernspintomographieuntersuchungen (MRT) erlauben die Darstellung frühes-

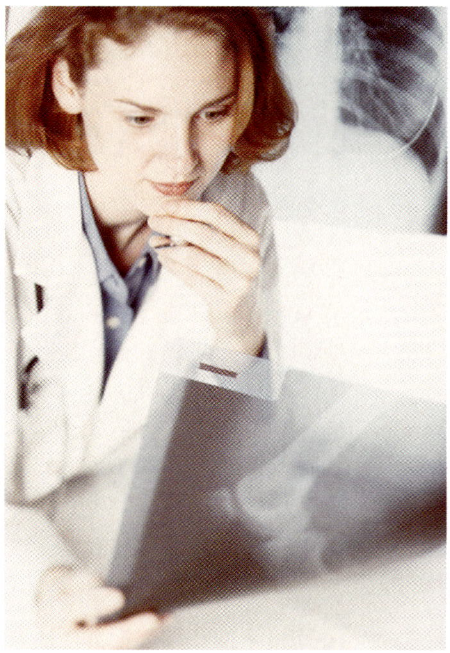

Bildgebende Verfahren liefern wichtige Hinweise

ter Weichteil- und Knorpelveränderungen, werden jedoch in der Routine, nicht zuletzt auch aus Kostengründen, noch selten angewandt.

Die Computertomographie (CT) kommt nahezu nie zur Diagnosesicherung der RA zum Einsatz. Gleiches trifft für die Arthroskopie (Gelenkspiegelung) zu. Sie wird eher im Verlauf der Erkrankung zu speziellen Eingriffen genutzt.

Funktionsbeeinträchtigung

Zu einer umfassenden Diagnostik gehört auch die Beurteilung der Funktionsbeeinträchtigung. Dabei erfolgt eine Einteilung in vier Stufen:

1. Der Patient ist vollständig in der Lage, alle Aktivitäten des täglichen Lebens durchzuführen; die Selbstpflege, berufliche und nichtberufliche Tätigkeiten sind möglich.
2. Der Patient ist in der Lage, die übliche Selbstpflege und berufliche Aktivitäten auszuführen. Nichtberuflichen Aktivitäten sind nur eingeschränkt möglich.
3. Der Patient ist in der Lage, die üblichen Selbstpflegeaktivitäten durchzuführen, aber limitiert bei beruflichen und nichtberuflichen Aktivitäten.
4. Der Patient ist bei allen Aktivitäten eingeschränkt.

Therapeutische Strategien bei der rheumatoiden Arthritis

Prinzipiell ist die rheumatoide Arthritis eine chronische Erkrankung, die über Jahre besteht. Der Verlauf ist individuell unterschiedlich und auch von der konsequenten Therapie abhängig. Mitunter kann es nach Jahren zu einem spontanen Rückgang der Entzündungsaktivität kommen.

Ziel der Therapie ist es, durch frühe und konsequente Therapie die Krankheitsaktivität schnell zu senken und den Verlauf günstig zu beeinflussen.

Die Behandlung der RA beruht auf einem interdisziplinären Ansatz. Er beinhaltet einen nicht medikamentösen (physikalischen/krankengymnastischen), einen medikamentösen und in Ausnahmefällen auch einen operativen Ansatz.

TIPP

Informationen über alternative und pflanzliche Heilmethoden finden Sie im Kapitel »Nicht medikamentöse Therapiemöglichkeiten« (s. Seite 91).

Auf Grund der rasanten medizinischen Fortschritte gelingt es heute, die Diagnose einer rheumatoiden Arthritis immer zeitiger zu stellen. Dies führt zur Möglichkeit der raschen Therapieeinleitung mit modernen Medikamenten und kann das Fortschreiten der Erkrankung deutlich verlangsamen und schwerwiegende Gelenkzerstörungen verhindern.

Medikamentöse Therapie. Die Einnahme von Medikamenten ist bei der rheumatoiden Arthritis unumgänglich. Eine komplette Heilung kann man bis heute allerdings nicht erreichen.

Bei der Behandlung werden zwei Strategien verfolgt. Während die Basistherapeutika langfristig den Krankheitsverlauf beeinflussen sollen, steht bei Soforttherapeutika wie den Cortisonpräparaten und den nicht steroidalen Anthirheumatika (NSAR) (siehe S. 84) die Behandlung der Symptome, z.B. der Schmerzen, im Vordergrund.

Mitunter kann die Gabe mehrerer Basistherapeutika (siehe S. 69) in Kombination sinnvoll sein. Neu hinzugekommen sind in den letzten Jahren die Biologika (siehe S. 76), die direkt an den Botenstoffen angreifen, die für die Entzündungen verantwortlich sind.

TIPP

Ausführliche Informationen zur Medikamentösen Therapie finden Sie im Kapitel »Medikamentöse Therapien rheumatischer Erkrankungen« (siehe S. 67).

Orthopädisch-chirugische und andere Therapien. In Einzelfällen, die nicht gut

WISSEN

Medikamentöse Behandlung der rheumatoiden Arthritis

- Basistherapeutika: z.B. Gold, Methotrexat, Azathioprin, Sulfasalazin, Cyclosporin A und in seltenen Fällen auch Cyclophosphamid (siehe S. 69)
- Biologika: z.B. Adalimumab, Etanercept und Infliximab (gegen TNF-α gerichtet), Anakinra (gegen Interleukin-1 richtet) (siehe S. 76)
- Glukokortikoid-Präparate (Cortison Abkömmlinge): z.B. Prednisolon, Dexamethason, Methylprednisolon (siehe S. 80)
- Nicht-steroidale Antirheumatika: entzündungs- und schmerzlindernde Medikamente, die kein Cortison (Steroid) enthalten, z.B. Diclofenac, Ibuprofen, Indometacin, Piroxicam (siehe S. 84)

auf medikamentösen Therapien ansprechen, kann bei dauerhaft entzündeten Gelenken ein operatives Vorgehen sinnvoll sein. Hierbei wird die Gelenkinnenhaut, von der die Entzündung ausgeht, entfernt. Diese Operation wird mittlerweile fast ausschließlich arthroskopisch, also mittels Gelenkspiegelung, durchgeführt und ist so weniger belastend für den Patienten.

Eine weitere Therapiealternative für therapieresistente Fälle stellt die RSO (Radiosynoriorthese) dar, die mittels nuklearmedizinischer Verfahren die Gelenkhaut verändert, sodass eine weitere Entzündungsentstehung oft vermindert oder deutlich verzögert wird.

Operationen sollten nicht zu spät durchgeführt werden. Wartet man beispielsweise zu lange mit einem künstlichen Gelenk, kann der Knochen schon so geschädigt sein, dass er der Prothese keinen festen Halt mehr bietet.

Leben mit einer rheumatoiden Arthritis

Wie ändert sich mein Leben, wenn ich an einer rheumatoiden Arthritis erkrankt bin?

Diese Frage beschäftigt die Betroffenen sehr. Dabei können sowohl das berufliche Leben als auch die Partnerschaft von der Erkrankung beeinflusst werden.

Berufstätigkeit und rheumatoide Arthritis. Eine Studie aus einer bundesweiten Analyse des Institutes für Rehabilitationsmedizin der Universität Halle (Prof. Mau) in Zusammenarbeit mit dem Deutschen Rheumaforschungszentrum Berlin hat Folgendes festgestellt: Patienten mit entzündlich-rheumatischen Erkrankungen droht neben den Schmerzen und Bewegungseinschränkungen häufig der Verlust des Arbeitsplatzes. Laut der Datenanalyse sinkt die Erwerbstätigkeit in den ersten 5 Krankheitsjahren um 10 % und nach weiteren 10 Jahren sogar um 32 %.
Bei einer besseren Aufklärung der

WISSEN

Maßnahmen, die zur Erhaltung des Arbeitsplatzes beitragen:

- Erleichterung des Arbeitsweges, z.B. mit Fahrgemeinschaften
- Anpassung des Arbeitsplatzes und der Arbeitsbedingungen
- flexiblere Arbeitszeitgestaltung, da in den Morgenstunden schmerzbedingt keine optimalen Arbeitsleistungen zu erzielen sind

Rheumapatienten ließen sich diese Zahlen sicherlich deutlich absenken.

Reichen derartige Maßnahmen nicht aus, so kann eine Umschulung sinnvoll und möglich sein. Von einer Umschulung machen bisher leider nur weniger als 10 % der Betroffenen Gebrauch. In einer Beratungsstelle der Deutschen Rheuma-LIGA, die sich sicher auch in Ihrer Nähe befindet (Seite 140) können Sie sich mit den dortigen kompetenten Mitarbeitern über die Ihnen zur Verfügung stehenden Möglichkeiten vertraut machen.

WISSEN

Arbeiten, die bei einer rheumatoiden Arthritis nicht zu empfehlen sind

- Arbeiten in kaltem und feuchtem Milieu
- Arbeiten, die das Tragen von schweren Lasten beinhalten
- Arbeiten in einseitiger Körperhaltung
- Dreischichtsystem

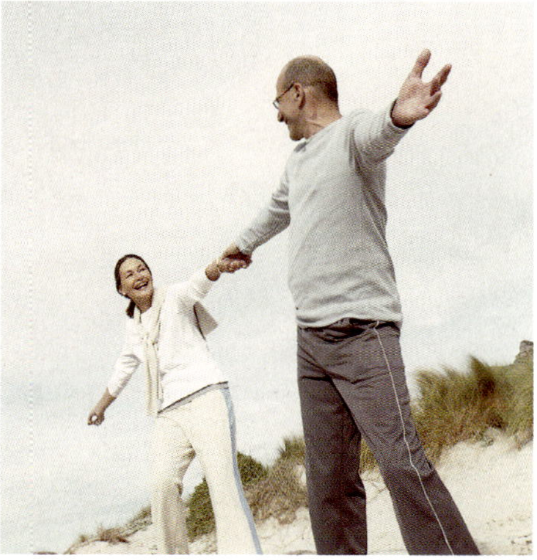

Eingeschränkte Beweglichkeit kann eine Partnerschaft belasten

Partnerschaft. Ein Thema, das jeden Betroffenen bewegt, aber selten von den betreuenden Ärzten angesprochen wird, ist die Veränderung der Partnerschaft. Sie können selbst etwas für eine erfüllte Partnerschaft tun:

- Finden Sie heraus, wann für Sie die beste Zeit für körperliche Liebe ist. Für viele Rheumapatienten sind das die Nachmittagsstunden, da zu dieser Zeit die Schmerzen in der Regel am geringsten sind.
- Verabreden Sie Zeichen, die ihren Partner während des Liebesaktes darauf aufmerksam machen, dass eine bestimmte Position für sie schmerzhaft ist, ohne dadurch das liebevolle Beisammensein zu zerstören.
- Probieren Sie verschiedene Stellungen aus, die für sie am besten geeignet sind.
- Scheuen sie sich nicht, eine zusätzliche Schmerztablette vor dem Zusammensein einzunehmen. Auch dies führt zu einem schöneren Erleben der körperlichen Nähe.

Auch wenn die Schmerzen oft nicht ganz zu vermeiden sind, sollten Sie

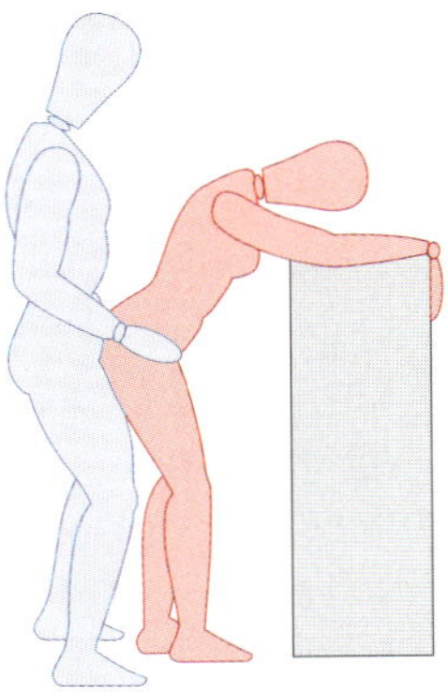

Die stehende Position, bei der der Partner von hinten penetriert, ist besonders geeignet für Rheumatiker mit Knieproblemen.

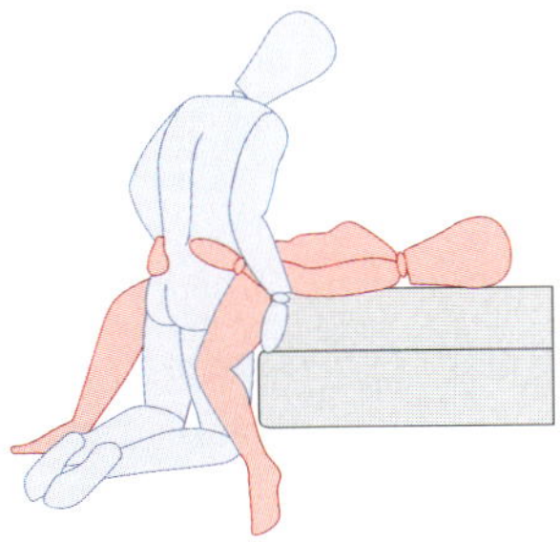

Können Rheumatikerinnen die Knie nicht mehr richtig ausstrecken oder die Hüften beugen, sollten sie am besten ganz an die Bettkante rutschen, und der Mann kniet vor ihr nieder.

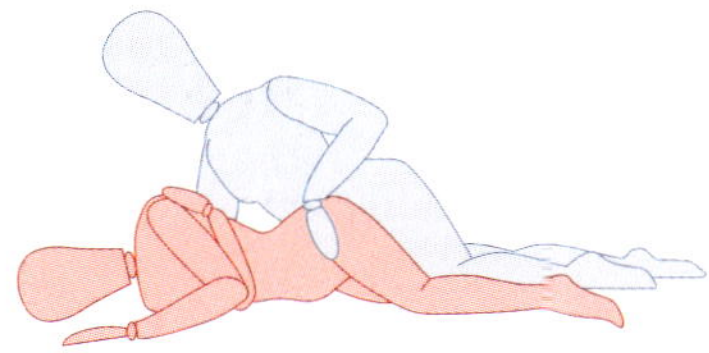

Frauen mit Hüftproblemen können Sex leichter genießen, wenn sie auf der Seite liegen, notfalls mit Kissen zwischen den Knien, und der Partner von hinten penetriert.

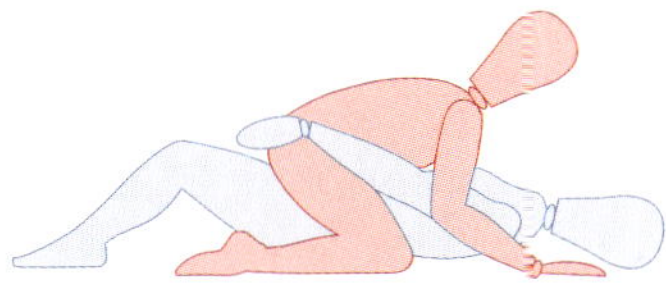

Rheumakranke Männer mit Hüft- und Knieproblemen liegen am besen entspannt auf dem Rücken, während die Frau den aktiven Part übernimmt und auf „ihm“ reitet.

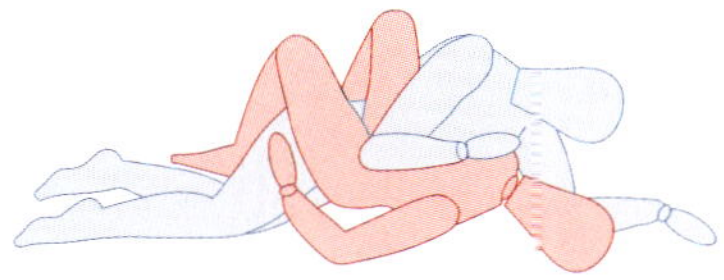

Die Partnerin kann weder Knie noch Hüfte richtig strecken – kein Problem: Dann geht‘s halt kreuzweise. Sie liegt auf dem Rücken, die Beine über das Becken des Partners, und er kommt von der Seite.

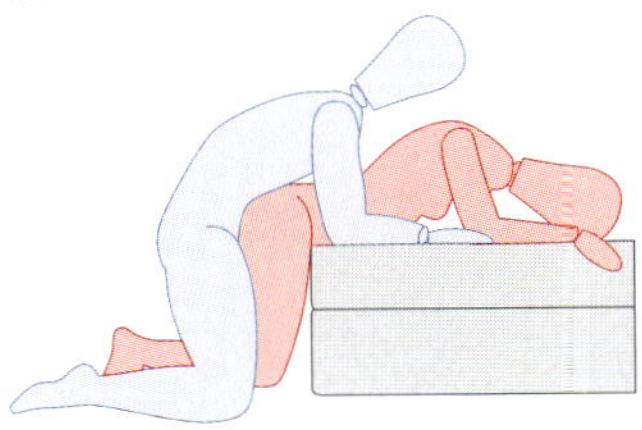

Entspannender Sex für rheumakranke Frauen mit Hüftproblemen? Beide Partner knien. Sie liegt mit dem Oberkörper auf dem Bett. Er penetriert von hinten.

Stellungsbeispiel bei verschiedenen Gelenkproblemen (Quelle: nach Sean Hogan Downey, Soziologin und Sex-Expertin aus Michigan, am Kongress des American College of Rheumatology. Berichtet in medical tribune 2004 und in gynecolol tribune 2004) daran denken, dass ein erfülltes Sexualleben sogar heilende Kräfte besitzt. So führen Erregung und der Orgasmus zur Freisetzung von Hormonen und vermindern über einen endorphinähnlichen Effekt Schmerzen.

Viele Gedanken gehen den Betroffenen durch den Kopf, die oft sehr persönlich sind. Meist fällt es schwer, sie einem Fremden, z.B. dem behandelnden Rheumatologen, anzuvertrauen. Versuchen Sie ihre Gefühle mit Ihrem Partner zu besprechen. Oft führt so ein Gespräch zu einer neuen Sicht der Dinge von beiden Seiten.

Eine chronische Erkrankung wie die rheumatoide Arthritis kann das Selbstwertgefühl, da man sich nicht mehr als »makellos« und daher nicht mehr begehrenswert empfindet, stark vermindern. Derartige Gedanken beschäftigen vor allem Frauen. Dies kann in der Folge zu Problemen in der Partnerschaft führen. Dass dieses subjektive Gefühl vom Partner in der Regel anders erlebt wird, lässt sich durch Gespräche rasch aus der Welt schaffen. Nicht zu verleugnen ist jedoch, dass chronische Schmerzen und Müdigkeit die Lust auf körperliche Liebe stark einschränken. Gesprochen wird darüber leider selten, sodass die Betroffenen sich damit allein gelassen fühlen.

Sonderformen der rheumatoiden Arthritis

Als Sonderformen der rheumatoiden Arthritis werden Gelenkentzündungen bezeichnet, die in ihren Symptomen einer rheumatoiden Arthritis stark ähneln, durch spezielle Eigenheiten jedoch von ihr abgegrenzt werden müssen.

Felty-Syndrom. Das Felty-Syndrom stellt eine solche Sonderform der RA dar. Bei dieser Erkrankung findet man zusätzlich zum Gelenkbefall und positiven Rheumafaktoren eine vergrößerte Milz und eine verminderte Zahl weißer Blutkörperchen. Diese spezielle Krankheitsform ist sehr selten und findet sich nur bei 1 % der Patienten mit sehr schweren Verläufen der RA.

Palindromer Rheumatismus. Gekennzeichnet ist diese Erkrankung durch eine periodisch auftretende Gelenksymptomatik, die in der Regel nur bis zu 4 Tagen anhält.

Adultes Still-Syndrom. Bei dieser Erkrankung handelt es sich um eine Erwachsenenform der normalerweise im Kindesalter auftretenden rheumatischen Erkrankung. Als typische Symptome gelten neben den Gelenkbeschwerden das Vorhandensein von Fieber, ein typischerweise nachts auftretender Hautausschlag und Lymphknotenschwellungen.

Rheumatoide Arthritis mit sekundärem Sjögren-Syndrom. Etwa 20–30 % der Patienten mit rheumatoider Arthritis entwickeln diese spezielle Zusatzerkrankung mit Trockenheit der Mundhöhle und der Augen.

Alters-RA (»late onset rheumatoid arthritis« – LORA). Diese nach dem 60. Lebensjahr auftretende rheumatoide Arthritis zeigt eine etwas andere Symptomatik. Häufig sind nur ein Gelenk oder wenige große Gelenke betroffen, oft zeigen sich Allgemeinsymptome wie Fieber, Leistungsknick, Gewichtsverlust, Muskelschwund und stark erhöhte Entzündungszeichen.

Pfropf-RA. Mitunter kommt es bei vorbestehender Polyarthrose (Verschleißerkrankung der kleinen Fingergelenke) zum begleitenden Neuauftreten einer rheumatoiden Arthritis. Beide Erkrankungen sind in ihrer Ätiologie völlig unabhängig voneinander. Das Auftreten beider Erkrankungen stellt somit einen Zufall dar. Da bereits die Polyarthrose mit Gelenkbeschwerden einhergeht, bemerkt man das zusätzliche Neuauftreten der rheumatoiden Arthritis nur durch eine Veränderung des Schmerzcharakters und das zusätzliche Auftreten von Entzündungszeichen im Blut. So entwickelt sich nach bereits längerer Zeit bestehender Gelenkschmerzen zusätzlich eine allgemeine Gelenkentzündung (Schwellungen, Morgensteifigkeit von > 30 Minuten) mit Erhöhung der Entzündungswerte im Blut.

RS3PE-Syndrom (remitting seronegative symmetric synovitis with pitting edema). Diese Sonderform der rheumatoiden Arthritis äußert sich mit plötzlichem Beginn, Schwellung der Handrücken, Entzündung der Handgelenke und der Fingersehnen. Rheumafaktoren sind nicht nachweisbar. In der Regel sprechen die Patienten auf Medikamente gut an, und die Ausheilung erfolgt innerhalb eines Jahres.

Spondyloarthritiden

Bei den Spondyloarthritiden handelt es sich um entzündlich-rheumatische Erkrankungen, denen eine Wirbelsäulenbeteiligung oder mindestens eine Beckenschaufelgelenksbeteiligung (Kreuz-Darmbein-Gelenk) gemein ist. Nach Vorliegen einer assoziierten Begleiterkrankung werden sie in undifferenzierte und differenzierte Spondyloarthritiden eingeteilt.

Wegen der Vielzahl an verschiedenen Erkrankungen wird in diesem Buch nur auf die drei erstgenannten eingegangen, die auch die häufigsten sind.

WISSEN

Auswahl verschiedener Spondyloarthritiden:

- Ankylosierende Spondylitis (Morbus Bechterew)
- Psoriasis arthropathica (Arthritis psoriatica, Psoriasisarthritis)
- Reaktive Arthritis
- Spondyloarthritiden bei entzündlichen Darmerkrankungen
- Arthritis bei Morbus Whippel

Morbus Bechterew

Beim Morbus Bechterew handelt es sich wie bei der rheumatoiden Arthritis um eine chronisch-entzündliche rheumatische Erkrankung. Vorwiegend sind bei dieser Erkrankung das Achsenskelett (die Wirbelsäule) und die Beckenschaufelgelenke (Kreuzdarmbeingelenke) befallen. Den Namen verdankt der Morbus Bechterew seinem Erstbeschreiber, einem russischem Arzt.

Durch den chronischen Entzündungsprozess der kleinen Wirbelkörpergelenke kommt es im Verlauf der Erkrankung zu knöchernen Umbauvorgängen, die in schweren Fällen zu einer Verstei-

WISSEN

Eine Krankheit – viele Namen

Morbus Bechterew wird mitunter auch bezeichnet als

- Bechterewsche Erkrankung
- Spondylitis ankylosans (SpA)
- Spondylitis ankylopoetica
- Ankylosierende Spondylitis (AS)

fung der Wirbelsäule führen können. Hauptsymptom ist ein tief sitzender, chronisch-entzündlicher Rückenschmerz mit Morgensteifigkeit. Der Verlauf der Erkrankung ist individuell sehr unterschiedlich.

Wer bekommt Morbus Bechterew?

In Deutschland leidet fast jeder 100. Erwachsene an dieser Erkrankung, womit sie so häufig ist wie die rheumatoide Arthrits. Der Morbus Bechterew ist typischerweise eine Erkrankung des jungen Mannes. Bei ca. 0,5–1 % der Bevölkerung kann diese Erkrankung gefunden werden. Der Erkrankungsbeginn liegt in der Regel zwischen dem 16.–40. Lebensjahr, wobei 70–80 % der Betroffenen Männer sind. Selten erkranken Kinder ab etwa dem 8. Lebensjahr.

Wie entsteht Morbus Bechterew? Der Entstehungsmechanismus des Morbus Bechterew ist bis heute größtenteils ungeklärt. Bekannt ist allerdings eine deutliche genetische Empfänglichkeit. In einer Familie sind oft mehrere Verwandte oder Geschwister betroffen. Man fand einen klaren Zusammenhang zwischen einem bestimmten genetischen Merkmal, dem HLA-B27 und dem Auftreten eines Morbus Bechterew. Das HLA-B 27 ist ein Oberflächenbestandteil von Körperzellen, der im Prozess der spezifischen Immunantwort (Erkennung und Abwehrreaktion von körperfremden Stoffen wie Bakterien und Viren) von Bedeutung ist. Man kann bei 90 % der Bechterew-Patienten diesen Marker nachweisen. In der »Normalbevölkerung ist er bei etwa 10 % zu finden, ohne dass all diese Menschen zwangsläufig an einem Morbus Bechterew erkranken.

Zusätzlich legten umfangreiche Untersuchungen und experimentelle Studien nahe, dass bakterielle Infektionen eine Rolle bei der Krankheitsentstehung haben könnten.

Im Rahmen dieser Infektionen können anscheinend Entzündungsreaktionen ausgelöst werden. Der Auslöser könnte die Ähnlichkeit zwischen Bakterienmerkmalen und Zellstrukturen (HLA-B 27) sein, im Sinne einer ungewollten Kreuzreaktion.

Derzeit wird gezielt nach weiteren Erbfaktoren gesucht. Man hofft, die großen individuellen Unterschiede im Krankheitsverlauf anhand biochemischer Merkmale klassifizieren zu können. So könnte man Patienten jeweils entsprechend ihrer Prognose behandeln.

Welche Symptome sind typisch?

Im Schnitt wird der Morbus Bechterew erst sieben bis zehn Jahre nach seinem Beginn richtig diagnostiziert. Mitunter ist dann schon wertvolle Zeit verloren, da die Krankheit schon weit fortgeschritten ist. »Gewöhnliche« Rückenschmerzen lassen sich durch krankengymnastische Behandlungen innerhalb eines Jahres meist gut behandeln. Dauern die Beschwerden länger, so sollten Sie unbedingt zum Arzt gehen.

WICHTIG

Schieben Sie bei tiefsitzenden Rückenschmerzen den Arztbesuch nicht auf die lange Bank! Es gibt eine Vielzahl neuer Therapiestrategien beim Morbus Bechterew. Durch eine frühzeitige intensive Therapie kann eine gute Lebensqualität erzielt werden.

WISSEN

Frühsymptome, die auf das Vorliegen eines Morbus Bechterew hindeuten:

- Chronischer tiefer Rückenschmerz (besonders in Ruhe und in den Morgenstunden)
- Wirbelsäulenschmerzen beim Niesen oder beim Husten
- Schmerzen im Bereich der Sehnenansätze (wie z.B. am Sitzbeinhöcker)
- Steifigkeitsgefühl der Wirbelsäule
- Gelenkschmerzen und Gelenkschwellungen

Da die Krankheit nicht nur die Wirbelsäule, sondern den ganzen Körper betrifft, können Sie auch Allgemeinsymptome wie leicht erhöhte Körpertemperatur, Appetitverlust, Müdigkeit oder auch Augenbeschwerden verspüren.

Weiterer Verlauf. Das so genannte Leitsymptom ist ein tiefsitzender Rückenschmerz, der in Ruhe und in den frühen Morgenstunden an Intensität zunimmt. Bechterew-Patienten werden oft morgens von ihrem Rückenschmerz geweckt. Laufen sie dann eine halbe Stunde herum, lindern sich die Beschwerden. Die Schmerzen strahlen teilweise in die Beine aus und können so zu Fehldiagnosen, wie z.B. Hexenschuss oder Bandscheibenvorfall führen.

Im weiteren Verlauf wird oft über eine vermehrte Steifigkeit im Bereich der Brustwirbelsäule und Lendenwirbelsäule berichtet, was dem fortschreitenden Befall der Wirbelsäule entspricht. Ohne Schmerztherapie und physiotherapeutische Gegenmaßnahmen kommt es durch die Verknöcherung der Wirbelkörpergelenke im Spätstadium zu einer völligen Versteifung der Wirbelsäule und der dazugehörigen Bänder. Der Betroffene fällt durch eine steife Brustwirbelsäule und Lendenwirbelsäule mit starker Halsvorneigung auf. Die Starre des Brustkorbs führt seinerseits zu massiven Einschränkungen der Atembewegungen und damit wiederum zu Einschränkungen der Lungenfunktion.

Weitere typische Krankheitssymptome sind Fersenschmerzen als Ausdruck entzündlicher Veränderungen an den Sehnenansätzen und Bändern (»Enthesiopathien«), Schmerzen im Bereich des Brustbeins oder aber auch Schmerzen und Schwellungen anderer Gelenke.

In seltenen Fällen kann es zu Beteiligungen anderer Organe als der Gelenke (extraartikuläre Manifestationen) wie z.B einer Augenbeteiligung (Uveitis) kommen. In wenigen Fällen treten Beteiligungen des Herzens und des Gefäßsystems (Gefäßentzündung der Aorta) sowie Manifestationen an der Lunge auf.

Die Erkrankung hat einen chronischen, oft aber schubförmigen Verlauf, wobei milde Verlaufsformen mit geringer Aktivität und geringen Beschwerden möglich sind, was die Diagnose nicht unbedingt erleichtert. Bei wenigen Patienten beginnt die Erkrankung mit Beschwerden in den Hüft-, Knie oder Schultergelenken. Dann besteht die Gefahr der Verwechslung mit anderen rheumatischen Erkrankungen.

Die Diagnostik

Die drei Säulen der Diagnose sind:

- typische klinische Symptomatik
- laborchemische Parameter
- Röntgenbefunde

Ihr Arzt wird bei der klinischen Untersuchung zunächst nach den typischen Zeichen der Versteifung oder von Entzündungen suchen. So kann die Bewegung des Brustkorbs beim Ein- und Ausatmen vermindert sein, ebenso die Beweglichkeit der Hüftgelenke und des Schultergürtels. An der Ansatzstelle der Sehnen an den Knochen können Entzündungen und Schmerzen entstehen, die dem Arzt wichtige Hinweise liefern. Die Drehungen in der Wirbelsäule sind oft schon zu Beginn der Erkrankung eingeschränkt.

Laboruntersuchungen helfen, die Diagnose abzusichern und den Verlauf zu kontrollieren. Bei 70–80 % der Patienten finden sich im akuten Stadium erhöhte Entzündungswerte. Typisch ist bei über 90 % der Betroffenen der Nachweis des genetischen Merkmals HLA-B27 und das Fehlen eines positiven Rheumafaktors.

In Anfangsstadien und bei besonders milden Verläufen lassen sich Veränderungen der Knochen nur mit empfindlicheren bildgebenden Verfahren wie der Magnet-Resonanz-Tomographie (MRT)-Untersuchung, speziell im Bereich der

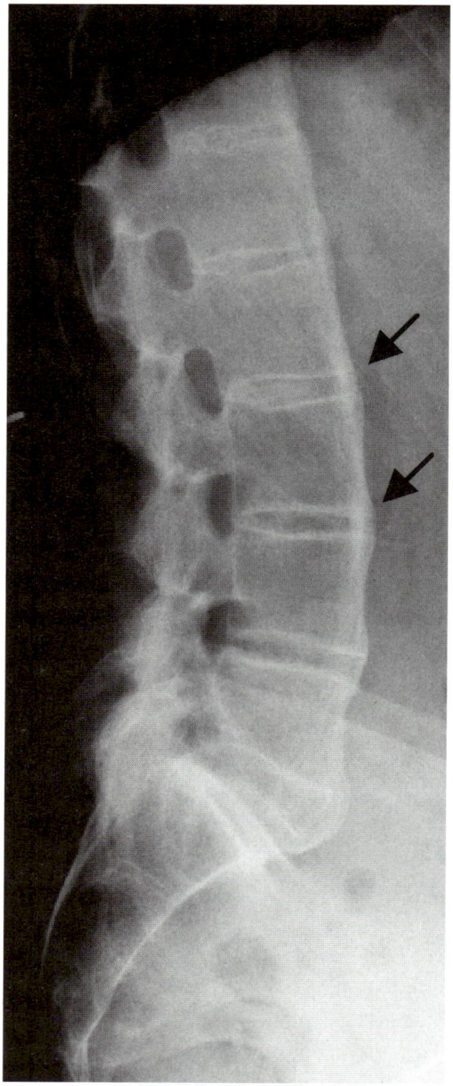

Abb. 13: Radiologische Befunde bei Morbus Bechterew, deutliche Verknöcherung der Lendenwirbelsäule mit Ausbildung einer so genannten Bambuswirbelsäule

Kreuzdarmbeingelenke nachweisen. Im späteren Krankheitsverlauf sind die Röntgenuntersuchungen der Wirbelsäule und der Kreuzdarmbeingelenke aufschlussreich. Dort findet man charakteristische Veränderungen im Rahmen des entzündlichen verknöchernden Prozesses, der unbehandelt im Bild der so genannten »Bambusstabwirbelsäule« enden kann.

Mögliche Therapie

Da eine ursächliche Therapie der Entzündung der Wirbelsäule (Spondylitis) derzeit nicht möglich ist, zielen die Behandlungsstrategien auf die Schmerz- und Entzündungshemmung sowie auf eine Hemmung des Fortschreitens der Verformung und Verknöcherung der Wirbelsäule ab.

Therapeutisch kommen verschiedene Medikamente zum Einsatz:

- Nichtsteroidale Antirheumatika (Diclofenac, Indometacin oder Ibuprofen; siehe S. 84) wirken entzündungshemmend und schmerzlindernd.
- Rheuma-Basismedikamente wie Sulfasalazin oder Methotrexat (siehe S. 69) kommen bei einer Beteiligung anderer Gelenke als der Wirbelsäule (relativ selten) zusätzlich zur Anwendung.
- Die Gabe von Glukokortikoiden (z.B. Prednisolon, siehe S. 80) ist Einzel-

fällen mit hochentzündlichen Verläufen vorbehalten.

- Bei schweren Ausnahmefällen stehen seit wenigen Jahren zusätzlich Biologika (TNF-α-Blocker, z.B. Etanercept und Infliximab, siehe S. 76) zur Verfügung. Sie werden z.B. als Infusion oder Injektion in mehrwöchigem Abstand gegeben.
- Recht häufig findet man bei Patienten mit einem Morbus Bechterew eine Knochendichteminderung (Osteoporose). Diese sollte mit Knochenaufbau fördernden Medikamenten wie Calciumpräparaten, Vitamin-D-Präparaten und Bisphosphonaten behandelt werden.

Einen weiteren Hauptbestandteil der Behandlung stellt die Physiotherapie mit Krankengymnastik dar. Konsequente Bewegungstherapie hilft Ihnen, die Beweglichkeit Ihrer Wirbelsäule zu erhalten oder zu verbessern. Damit können Sie auch der gefürchteten Krümmung vorbeugen. Schwimmen, Spazieren gehen oder auch Skilanglauf helfen, die normale Körperhaltung zu erhalten. Atemübungen unterstützen die Funktion des knöchernen Brustkorbs.

Lokale Wärme- oder Kälteanwendungen, Massagen und Stromanwendungen können das Befinden bessern. Vor der Krankengymnastik angewendet, helfen diese Verfahren, die Muskulatur zu lockern und gezielter zu trainieren.

In besonders schweren Fällen können Operationen die Beschwerden des Patienten lindern. Allerdings sind Aufrichtungsoperationen der Wirbelsäule wegen Gewebeverhärtungen extrem problematisch. Häufiger zum Einsatz kommen Operationen des Hüftgelenks, die wegen nicht therapierbarer Schmerzen erforderlich werden.

PATIENTENSCHILDERUNG

Morbus Bechterew

Begonnen hat alles im Sportunterricht in der Schule, ich war gerade 18 Jahre alt. Wir spielten mit vollem Einsatz Fußball. Die Schule machte mir zwar immer Spaß – nur lange und ruhig sitzen konnte ich eigentlich nie. Nach dem Match fuhr ich nach Hause. Ich schlief sehr gut, Bewegung macht ja schließlich auch müde. Am nächsten Tag gab es allerdings ein böses Erwachen: Ich hatte einen grausamen Muskelkater und konnte kaum laufen.

Ich ging trotzdem zur Schule, saß den ganzen Tag ab und freute mich schon auf das Wochenende, um mich zu erholen. Am darauf folgenden Mittwoch beschloss ich, einen Sportmediziner aufzusuchen. Ich, wollte ein bisschen mehr über das Phänomen »Muskelkater« erfahren, denn die Schmerzen waren nun

PATIENTENSCHILDERUNG

permanent vorhanden. Ich wollte wissen, was man dagegen tun kann und warum es diesmal eigentlich so lange dauert. Der Orthopäde untersuchte mich kurz (Betonung liegt auf kurz). Diagnose: Lumbago, also ein so genannter Hexenschuss. Ich bekam Vitaminspritzen, dann starke Schmerzmittel Voltaren (Diclofenac) und Kortisonspritzen.

Der Schmerz verging nie – er war mal stärker, dann wieder gar nicht so stark. Aber er war immer da. Ich wurde vom Sportunterricht befreit.

Ich fing an, Kunst zu studieren. Allein die Tatsache, nicht mehr den ganzen Tag sitzen zu müssen, war schmerzlindernd. In dieser Zeit hatte ich aber trotzdem die größten Schmerzattacken. Nachts war an Schlaf kaum zu denken, weil ich auf permanenter Suche nach der besten Lage war.

Immer stärkere Beschwerden

Nach und nach habe ich mich an den ständigen Schmerz gewöhnt, dachte, es sei normal. Unbewusst nahm ich die bekannte Schonhaltung an. Als mich meine Freunde wiederholt ansprachen, ich solle mich gerade hinstellen, sonst bekäme ich irgendwann einen Haltungsschaden, wurde ich aufmerksam und investierte noch mehr Zeit in Sport.

Ebenfalls ein guter Freund sagte mir eine Tages: »Und jetzt bist du genauso groß wie ich.« Ich war früher fast einen Kopf größer als er.

Nach einigen Jahren war meine Situation nicht mehr so lustig. Die Schmerzattacken wurden heftiger und häufiger, meine Beweglichkeit ließ enorm nach und ich nahm immer mehr an Gewicht zu – bis 90 kg. Ich dachte nach, entwarf einen Plan und nahm innerhalb von 2 ½ Monaten 20 kg ab.

Die Lösung: ganz normal essen (ich war nie ein Vielfraß), viel Trinken und den ganzen Tag Rad fahren. Mit 50 km fing ich an, zum Schluss waren es 200 km.

Ich fühlte mich wesentlich besser, Schmerzen ließen nach, die Unbeweglichkeit blieb leider.

Die Diagnose

Das Leben ging trotzdem weiter, bis ich im Herbst 2001 eine Fernsehsendung über Morbus Bechterew sah. Morbus war mir ein Begriff, Bechterew hörte ich zum ersten Mal. Kein einziger Arzt hat es in den vergangenen 20 Jahren jemals in den Mund genommen. Alle Symptome passten auf mich. Im Januar 2002 ging ich zu meinem Arzt und sprach Morbus Bechterew an. Er schaute mich an und meinte: »Nachdem Sie mir das sagen, merke ich, dass Sie einen leichten Buckel haben.« Er drehte sich zu seiner Bibliothek um, nahm sich etwa eine Stunde Zeit für mich, und ich wusste dann bald, dass ich ein buckliger Bechterewler bin.

Etwas habe ich noch erlebt, nachdem ich in einer Klinik gelandet bin, die sich intensiv mit diesem Krankheitsbild beschäftigt: eine Computer-gestützte Kortisonbehandlung ließ mich für einige Monate lang wissen, wie ein Leben ohne Schmerzen aussehen kann... Es war genial.

Leider nur ein halbes Jahr.

Betroffene stellen uns häufig diese Fragen:

Frage: Bei mir wurde ein Morbus Bechterew festgestellt, heißt das nun zwangsläufig, dass ich in einigen Jahren »krumm« bin und meine Wirbelsäule völlig versteift ist?

Antwort

Nein, natürlich nicht, in der Regel kann durch die frühzeitige Diagnosesicherung eine optimale Therapie eingeleitet werden. Diese führt dann durch ein gutes Zusammenspiel der medikamentösen und vor allem der physikalischen Maßnahmen zum Aufhalten dieses gefürchteten Verknöcherungsprozesses. Hervorzuheben ist hierbei der wichtige Bestandteil der eigenständig durchgeführten regelmäßigen Rücken- und Atemgymnastik.

Frage: Muss ich mich, sofort nachdem bei mir die Diagnose Morbus Bechterew gestellt wurde, damit abfinden, dass ich voraussichtlich in den nächsten Jahren berufsunfähig werde?

Antwort

Nein, auch das ist nicht der Fall. Auf jeden Fall sollten sie sich von geschulten Sozialarbeiterinnen (z.B. der Rheuma-LIGA) und Ergoterapeutinnen beraten lassen, ob ihr jetziger Arbeitsplatz für Sie geeignet ist. Es gibt eine Vielzahl von Möglichkeiten, einen Arbeitsplatz entsprechend Ihrer speziellen Bedürfnisse umzugestalten. Sollten Sie einer Tätigkeit nachgehen, die zu einer deutlichen Verschlechterung Ihrer Beschwerden führt, sollten Sie mit einer Sozialarbeiterin Angebote bezüglich einer entsprechenden Umschulung diskutieren. Nehmen Sie die Beratungsangebote der Deutschen Rheuma-LIGA wahr. So werden sich für Ihre spezielle Situation neue Perspektiven aufzeigen!

Frage: Bei mir wurde kürzlich die Diagnose Morbus Bechterew gestellt. Mein drei Jahre jüngerer Bruder leidet seit einigen Jahren auch unter chronischen Rückenschmerzen. Ist es sinnvoll, dass er sich bei einem Rheumatologen vorstellt?

Antwort

Ja. Der Morbus Bechterew ist zwar nicht auf direktem Weg vererbbar, aber wir sehen in einzelnen Familien das gehäufte Vorkommen des Merkmals HLA B 27 und eben auch eines Morbus Bechterew. Eine rheumatologische Vorstellung ist sinnvoll, da ggf. frühzeitig mit einer Therapie begonnen werden kann.

Frage: Nachdem bei mir kürzlich ein Morbus Bechterew festgestellt wurde, möchte ich nun so viel wie möglich selber tun um einer Versteifung der Wirbelsäule vorzubeugen. Was empfehlen Sie mir?

Antwort

Generell sind alle gymnastischen und atemtherapeutischen Übungen, die eine Beweglichkeit der Wirbelsäule fördern empfehlenswert. Es ist sinnvoll, sich gezielte Übungen von einer rheumatologisch orientierten Physiotherapeutin zeigen zu lassen.

Gelenk-Psoriasis

Mit der Bezeichnung Gelenk-Psoriasis wird eine Gelenkerkrankung beschrieben, die als Begleiterkrankung bei der Schuppenflechte, die Mediziner nennen sie Psoriasis, vorkommt. Die Schuppenflechte ist eine Erkrankung der Haut und/oder der Gelenkschleimhaut, die auf einer erblichen Veranlagung beruht. In Deutschland leiden etwa 2 % der Bevölkerung an dieser Krankheit. Bis zu 20 % der Psoriasispatienten klagen auch über Gelenkbeschwerden, aber nur in 1–4% der Fälle treten schwere Gelenkentzündungen und Deformierungen auf. Meist tritt diese Arthritis zwischen dem 30. und 40. Lebensjahr auf. Die Psoriasis-Arthritis kann den Hauterscheinungen auch vorausgehen.

Welche Symptome sind charakteristisch?

Für die Schuppenflechte charakteristisch sind scheibenförmige oder landkartenartige Rötungen der Haut (Erytheme), die von trockenen silbrigen Schuppen bedeckt sind. Oft gehen der Hautbefall und die Nagelveränderungen der Gelenkbeteiligung um Jahre voraus. Männer und Frauen sind in der Regel gleichhäufig betroffen. Das bevorzugte Auftrittsalter liegt zwischen dem 30. und 40. Lebensjahr. Die Psoriasis arthropatica ist ebenfalls eine entzündlich-rheumatische Erkrankung, die mit einem typischen asymmetrischen Befallsmuster der Finger einhergeht, z.B. sind alle Gelenke eines Fingers oder aber ausschließlich alle Fingerendglieder betroffen. Große Gelenke und das Stammskelett (Wirbelsäule) können ebenfalls betroffen sein, was meist erst spät erkannt wird.

WISSEN

Auch hier: eine Krankheit – viele Namen

Die Gelenk-Psoriasis arthropathica wird auch bezeichnet als

- Psoriasis arthropathica
- Arthritis psoriatica
- Psoriasisarthritis

Die befallenen Gelenke schmerzen und sind zum Teil auch geschwollen. Auffällig ist bei dieser Erkrankung, dass sich die Gelenkveränderungen nicht unbedingt in erhöhten Entzündungswerten widerspiegeln. Als typisches Symptom gelten Schmerzen der Sehnen und Bänder, die ebenfalls miteinbezogen sein können.

Die Diagnostik

Die krankhaften Veränderungen sind auf den Röntgenaufnahmen oft erst nach vielen Jahren ersichtlich, sodass bei frühen Formen zur Diagnosesicherung und Nachweis der Gelenkentzündungen nuklearmedizinische Methoden wie die Skelettszintigraphie herangezogen werden müssen.

Die Entzündungswerte können, müssen aber nicht erhöht sein. Rheumafaktoren sind in der Regel negativ. Das Vorhandensein einer Psoriasis-Arthritis ist oft mit dem Nachweis verschiedener genetischer HLA-Marker (Human Leukocyt Antigen, HLA-B 13, HLA-B 17, HLA-B 37) assoziiert

Mögliche Therapie

Wie bei allen anderen entzündlich-rheumatischen Erkrankungen steht auch hier die Behandlung mittels intensiver physikalischer Maßnahmen im Vordergrund. Begleitend werden nichtsteroidale Antirheumatika (siehe S. 84) eingesetzt.

Glukokortikoide (siehe S. 80) besitzen bei dieser Erkrankung kaum einen lindernden Effekt und können nach Absetzen zu einer deutlichen Verschlechterung der Hautbeteiligung führen. Von den so genannten Basismedikamenten ist speziell das Methotrexat (siehe S. 74) hervorzuheben, da es neben einem positiven Effekt auf die Gelenkmanifestation auch den Hautzustand deutlich bessert. Leflunomid (Arava®) (siehe S. 73) und Cyclosporin A werden ebenfalls bei der Behandlung genutzt, stellen aber nicht Mittel der 1. Wahl dar. Neu zugelassen sind TNF-α-Blocker (wie z.B. Etanercept und Infliximab, (siehe S. 77 bzw. 78) mit ausgesprochen rascher Wirkung sowohl auf die Gelenkmanifestation als auch auf den Hautbefall.

TIPP

Viele Patienten erleben nach einem Aufenthalt am Toten Meer deutliche Verbesserungen der Gelenk- und Hautbeschwerden.

In Ausnahmefällen können auch hier nuklearmedizinische Verfahren wie die Radiosynoviorthese oder eine operative Entfernung der Gelenkhaut zum Einsatz kommen.

Die bestmögliche Behandlung der Gelenk-Psoriasis ist nicht immer einfach. Eine enge Zusammenarbeit zwischen Ihnen und Ihrem Arzt hilft, die bestmögliche Therapie auszuwählen und die Gelenkbeschwerden deutlich zu verbessern.

Reaktive Arthritis

Als reaktive Arthritis bezeichnet man eine Gelenkentzündung, die infolge einer nicht das Gelenk direkt betreffenden Infektion auftritt. Typischerweise handelt es sich um Infektionen des Darms, der Harn- und Geschlechtsorgane oder der Atemwege. Oft wird der auslösende Infekt gar nicht bemerkt. Anders als bei den bakteriellen, eitrigen Gelenkentzündungen lassen sich in der Gelenkflüssigkeit keine Erreger nachweisen. In Sonderfällen können bei reaktiven Arthritiden andere Organe wie z.B. die Haut, Schleimhaut oder auch das Herz betroffen sein.

Ursachen und Vorkommen der reaktiven Arthritis

Der genaue Entstehungsmechanismus einer reaktiven Arthritis ist bisher unklar. Gesichert ist, dass eine Infektion zu einer immunologischen Reaktion führt, die dann eine Gelenkentzündung induziert. Sie kann zeitgleich mit der Infektion oder aber auch zeitlich versetzt auftreten.

WISSEN

Zu den reaktiven Arthritiden zählen:

- Chlamydien-Arthritis
- Yersinien-Arthritis
- Salmonellen-Arthritis, Shigellen – Arthritis, Brucellen-Arthritis, Campylobacter – Arthritis
- Arthritiden bei viralen Infektionen

Erst durch neuere molekularbiologische Methoden ist es in letzter Zeit möglich geworden, Bakterien oder Bakterienbestandteile in der Gelenkflüssigkeit oder Gelenkhäuten bei Patienten mit reaktiver Arthritis nachzuweisen. Diese Erreger können sich nicht mehr vermehren, jedoch verbleiben Bakterienbestandteile im Gelenk. Daher vermutet man, dass sie so als »Fremdstoffe« die dortige Entzündung hervorrufen.

Häufigkeit der reaktiven Arthritis

In Deutschland kommt die reaktive Arthritis bei mindestens 0,05 % der Bevölkerung vor, d.h. 50 von 100 000 Ein-

WISSEN

Typische Erreger, die eine solche reaktive Arthritis verursachen können, sind:

- Erreger von Darminfektionen wie Salmonellen, Shigellen, Yersinien und Campylobacter
- Erreger von Infektionen der Geschlechtsorgane wie Chlamydien
- Erreger von Atemwegsinfektionen wie Streptokokken und Chlamydien

wohnern erkranken daran. Männer und Frauen sind gleich häufig betroffen, und die meisten Patienten erkranken vor dem 40. Lebensjahr. Bei 40–60 % der Betroffenen findet man wiederum das genetische Merkmal HLA-B 27 und nimmt somit eine zusätzliche bedingende erbliche Komponente an, wobei eine reaktive Arthritis nicht auf direktem Weg vererbbar ist. Merkmalsträger von HLA-B 27 erkranken aber 20-mal häufiger als Nichtmerkmalsträger.

Welche Symptome treten auf?

Symptome der auslösenden Infektionen. Auslösende Infektionen können mitunter sehr harmlos oder sogar unbemerkt verlaufen. Typische Zeichen können z.B. sein:

- Halsschmerzen
- Husten
- Brennen beim Wasserlassen
- Durchfallerkrankungen

Symptome der reaktiven Arthritis. Hier stehen die Gelenkbeschwerden wie Schwellungen und Schmerzen, die unterschiedlich stark ausgeprägt sein können, im Vordergrund. Typischerweise sind einzelne oder wenige große Gelenke betroffen. Vorwiegend werden gewichttragende Gelenke der unteren Extremität, also Knie- und Sprunggelenke, seltener auch die Hüftgelenke befallen. In fortgeschrittenen Stadien der Erkrankung können tief sitzende Rückenschmerzen auf eine Entzündung der Kreuzdarmbeingelenke hinweisen. Als weitere typische Symptome gelten:

- Entzündungen der Sehnenansätze (z.B. der Achillessehne), der Sehnen oder der Sehnenscheiden; ist ein ganzer Finger oder Zeh geschwollen, bezeichnet man dies als »Wurstfinger« oder »Wurstzeh«
- Schmerzhafte, rötlich-bläuliche Hautveränderungen im Bereich der Sprunggelenke und Unterschenkel (Erythema nodosum)
- Entzündungen der Augen (z.B. eine Entzündung der Bindehaut (Konjunktivitis) oder Regenbogenhaut (Iritis/Iridozyklitis); typischerweise gehen diese Manifestationen mit Lichtscheu, Schmerzen, Brennen, Rötung und eventuell Sehstörungen einher

Die Diagnostik

Ihr Arzt wird an eine reaktive Arthritis denken, wenn die Entzündung eines oder weniger großer Gelenke auftritt, insbesondere, wenn Sie zur Gruppe der eher jungen Erwachsenen gehören. Die Diagnose beruht dann in erster Linie auf der Krankengeschichte und der klinischen Symptomatik. Ihr Arzt wird Sie ausführlich befragen, ob Sie in den letzten Wochen an einem leichten Infekt, beispielsweise der Atemwege oder des Darms gelitten haben. Wichtig ist auch der spezifische Nachweis von Abwehrstoffen, den Antikörpern, die der Körper gezielt zur Abwehr der Erreger bildet. In der Regel sind diese im Blut nachweisbar. Manchmal gelingt sogar der direkte Erregernachweis an einer Eintrittspforte. Der gleichzeitige Nachweis des genetischen Markers HLA-B 27 komplettiert dann die Diagnose.

Zusätzlich kann durch die Erhebung der Entzündungsparameter im Blut und durch sonographische Gelenkuntersuchungen das Ausmaß der Entzündung bestimmt werden. Zumeist führen reaktive Arthritiden nicht zur Gelenkzerstörung, sodass Röntgenuntersuchungen meist nur zur Abgrenzung von anderen Gelenkerkrankungen dienen.

Mögliche Therapie

Die Beschwerden können von leichten Schmerzen bis hin zu starken Entzündungen varrieren, sodass auch die Therapie dementsprechend angepasst werden muss.

Medikamentöse Therapie. In erster Linie kommen entzündungshemmende und schmerzlindernde Medikamente (NSAR, siehe S. 84) zum Einsatz. Die Mehrzahl der Patientin wird unter dieser Therapie schmerzfrei. In schweren Fällen, die nicht auf NSAR ansprechen, können kurzzeitig Glukokortikoide (siehe S. 80) in Tablettenform eingesetzt werden. In speziellen Fällen ist auch eine Glukokortikoidinjektion, nach Ausschluss einer Infektion, ins Gelenk sinnvoll.

Folgende begleitenden Maßnahmen sollten erfolgen:

- Bei Augenbeteiligungen muss in jedem Fall ein Augenarzt hinzugezogen werden, der das Ausmaß der Entzündung am Auge einschätzt und

WISSEN

Wie unterscheidet man die reaktive Arthritis von einer infektiösen Arthritis?

Eine infektiöse Arthritis, auch bakterielle oder septische Arthritis genannt, ist eine eitrige Gelenkentzündung, die durch verschiedene Erreger ausgelöst werden kann. Die Erreger kommen mit dem Blut oder durch eine Verletzung direkt ins Gelenk und rufen dort die Entzündung hervor. Das Gelenk ist gerötet und geschwollen, es schmerzt und ist in seiner Bewegung stark eingeschränkt. Die Entzündung kann in die Umgebung ausstrahlen, Knochengewebe und Gelenke zerstören.

Zur Absicherung der Diagnose wird Flüssigkeit aus dem Gelenk gewonnen (Gelenkpunktion), in der direkt nach dem Erreger gesucht wird.
Die Behandlung erfolgt mit Antibiotika, die gezielt diesen Erreger bekämpfen.

eine entsprechende Therapie festlegt.

- Bei direktem Nachweis eines Erregers (z.B. Untersuchung des Stuhlgangs auf Erreger) sollte eine antibiotische Therapie erfolgen. Die antibiotische Therapie hat zwar in der Regel keinen direkten Einfluss auf die Gelenkerkrankung, führt aber zu einer deutlichen Reduktion des Risikos eines späteren Rückfalls.
- Bei Infektionen der Geschlechtsorgane mit entsprechendem direktem Nachweis eines Erregers (Chlamydien) muss auch eine antibiotische Behandlung des Partners erfolgen.

Nur in chronischen Fällen (Dauer länger als 6 Monate) kann eine Therapie mit Basistherapeutika (z.B. Sulfasalazin oder Methotrexat) erforderlich werden.

Zusätzliche Maßnahmen. Auch bei der reaktiven Arthritis kommen physikalische Maßnahmen zum Einsatz.

- Im Akutstadium hilft eine Kältetherapie (siehe S. 94), später aber auch Wärmeanwendungen (siehe S. 96), Bewegungsübungen und Kraftübungen, die zur Erhaltung der Muskelkraft und zur Vermeidung von Sehnenverkürzungen notwendig sind.
- In chronischen Stadien ist es wichtig, Gelenkfehlstellungen und den Abbau der Muskulatur zu vermeiden. Daher sind sportliche Aktivitäten hier besonders wichtig. Bei schweren Verläufen kann die entzündete Gelenkinnenhaut operativ oder mittels nuklearmedizinischer Maßnahmen entfernt werden.

In der Mehrzahl der Fälle heilen reaktive Arthritiden ohne bleibende Gelenkschäden aus. Es können sich aber auch chronische Gelenkentzündungen, Sehnenprobleme und Rückfälle entwickeln. Die mittlere Erkrankungsdauer beträgt 6 Monate.

Das Reiter-Syndrom

Das Reiter-Syndrom ist eine Sonderform der reaktiven Arthritis. Darunter versteht man das gleichzeitige Auftreten von Gelenkentzündung, Harnröhrenentzündung und Augenbindehautentzündung. Der Begriff Reiter-Syndrom ist heute überholt, da sich diese Symptom-Trias gut unter den Begriff reaktive Arthritis einordnen lässt und somit keine eigene Krankheitsentität darstellt.

Morbus Whipple

Eine weitere Sonderform der reaktiven Arthritis ist der Morbus Whipple. Hierbei handelt es sich um eine seltene, bakteriell verursachte Darm- und Multisystemerkrankung, bei der häufig eine Gelenkbeteiligung auftritt. Der auslösende Erreger heißt Tropheryma Whipplii. Die klassischen Symptome dieser Erkrankung sind:

- Störungen der Aufnahme von Nahrungsstoffen im Darm
- Durchfälle
- Gewichtsverlust

Begleitend treten typischerweise Gelenkbeschwerden auf. Die Diagnose wird meist mittels Dünndarmbiopsie gestellt werden. Therapeutisch kommen Antibiotika über einen langen Zeitraum zum Einsatz.

Lyme-Borreliose

Die Lyme-Borreliose ist eine durch das Bakterium Borrelia burgdorferi verursachte entzündliche Erkrankung, die alle Organe befallen kann. Borrelia burgdorferi gehört zur Gruppe der Spirochäten und wird von Zecken (Holzbock, Ixodes ricinus) übertragen. Am häufigsten manifestiert sich diese Erkrankung an der Haut, den Gelenken und am zentralen und peripheren Nervensystem, aber auch Augen und Herz können in selteneren Fällen betroffen werden. Es gibt Hinweise, dass verschiedene Bakterienstämme zu Erkrankungen an verschiedenen Organen führen.

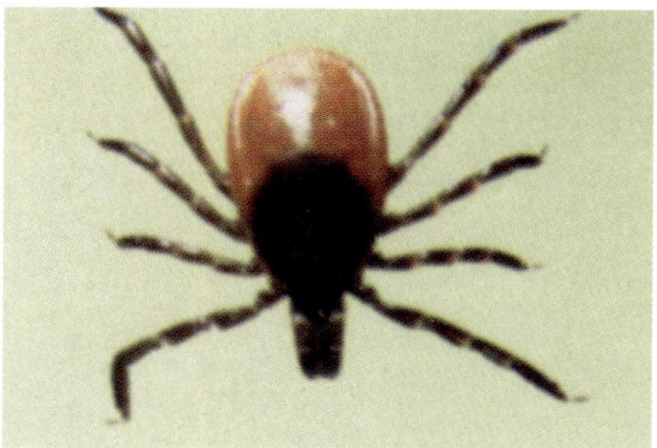

Durch den Stich des Holzbocks wird der Erreger der Lyme-Borreliose auf den Menschen übertragen

WISSEN

Blutsauger mit gefährlicher Fracht

Die Zecken übertragen die Erreger während einer Blutmahlzeit auf den Menschen. Die Übertragung der Borrelien erfolgt dabei meist am Ende der Blutmahlzeit, weshalb bei Zecken, die kürzer als 24 Stunden am Körper saßen, ein geringeres Infektionsrisiko besteht. Entgegen der landläufigen, sich hartnäckig haltenden Meinung, sitzen Zecken nicht auf Bäumen und stürzen sich auf ihre Opfer. Sie bevorzugen Knie hohes Gras, und mit ihren Fangarmen krallen sie sich an vorbeilaufenden Tieren oder auch Menschen fest und suchen sich dann einen passenden Ort zum Stechen. Die Zecken durchlaufen drei Entwicklungsphasen, von der Larve über die Nymphe zum erwachsenen Tier. Je am Ende einer Entwicklungsphase ist eine Blutmahlzeit notwendig. Insgesamt können Zecken drei Jahre alt werden.

Was können Sie tun?

- Vorbeugend können Sie sich bei Wald- und Wiesenspaziergängen durch geeignete Kleidung (lange Hosen, langärmeliges Hemd, festes Schuhwerk) vor den Plagegeistern schützen. Nach einem Spaziergang sollten Sie den ganzen Körper nach Zecken absuchen. Auch wenn Ihre Kinder im Wald gespielt haben, sollten Sie sie absuchen.
- Finden Sie eine Zecke, so sollten Sie sie möglichst schnell entfernen. Benutzen Sie dabei eine spezielle Zeckenzange aus der Apotheke. Fassen Sie die Zecke am Kopf (knapp über der Haut der Bissstelle) und drehen Sie sie vorsichtig mit einer Drehbewegung aus der Haut heraus. Achten Sie darauf, auch den Kopf der Zecke zu entfernen. Gelingt dies nicht, suchen Sie einen Arzt auf.

Die Diagnostik

Die Lyme-Borreliose wird in drei Stadien eingeteilt. Diese Stadieneinteilung ist nur eine Orientierungshilfe, da die Erkrankung in jedem Stadium erstmalig in Erscheinung treten kann und auch verschiedene Stadien nebeneinander bestehen können. Interessanterweise erinnern sich nur $^1/_3$ der an einer Lyme-Borreliose erkrankten Patienten an einen Zeckenstich oder aber auch eine so genannte Wanderröte (Erythema migrans).

Klinischen Stadien der Lyme-Borreliose

Stadium	Betroffenes Organ	Krankheitsbild
I	Haut Systemerkrankung	Erythema migrans (Wanderröte) grippeähnliches Krankheitsbild mit muskulären (myalgischen) Beschwerden und Fieber
II	Bewegungsapparat Haut Herz Nerven	Gelenkentzündungen, Gelenk-/Muskelschmerzen gutartige Lymphschwellung Herzentzündung und Störung der Reizleitung Nerven- und Hirnhautentzündung, Nervenlähmung, Nervenwurzelentzündung
III	Bewegungsapparat Haut Nerven	Gelenk- und Muskelentzündungen Hautatrophie Nervenschädigung

Die Diagnosesicherung stützt sich auf zwei wesentliche Pfeiler:

- die Krankengeschichte und
- den körperlichen Untersuchungsbefund.

Bei Verdacht auf Borreliose wird die Diagnose durch Bestimmung von Borrelienantikörpern und ggfs. den Nachweis des Erregers oder von Erregerbestandteilen im Gewebe oder in Körperflüssigkeiten untermauert. Mittels dieser Methoden kann im Gegenzug auch eine akute, behandlungsbedürftige Lyme-Borreliose ausgeschlossen werden. Es können so genannte frühe (IgM-) Antikörper, die ca. 2–4 Wochen nach dem Auftreten der Wanderröte und späte (IgG-) Antikörper, die nachfolgend auftreten, unterschieden werden.

Behandlung und Verlauf der Erkrankung

Die Behandlung der Borreliose erfolgt mit Antibiotika, wobei die Behandlungspläne je nach Stadium der Erkrankung unterschiedlich sind:

- Frühe Krankheitsstadien (Stadium I und II) werden mit Antibiotika (z.B. Doxycyclin) in Tablettenform über einen Zeitraum von mindestens 14 Tagen (bis zu 4 Wochen) behandelt. Kinder unter 9 Jahren, die diese Antibiotika nicht einnehmen dürfen und Erwachsene, die diese Antibiotika nicht vertragen, können alternativ mit einem anderen Antibiotikum, Amoxicillin, therapiert werden. Weitere Reservemittel (Medikamente der zweiten Wahl wären: Cefuroxim und Azithromycin).
- Bei komplizierten systemischen Verläufen, späten Krankheitsstadien

oder aber auch unzureichendem Ansprechen auf die antibiotische Tablettentherapie werden intravenös zu verabreichende Antibiotika, die eine hohe Wirkkonzentration im Gewebe erreichen, eingesetzt (z.B. Ceftriaxon (z.B. Rocephin®) und Cefotaxim (z.B. Claforan®). Die Dauer der Therapie beträgt zwischen 2–3 Wochen.

- Schwere Verlaufsformen z.B. mit Herzbeteiligung führen oft zu einer kombinierten Therapie, wobei im Anschluss an die intravenöse Behandlung eine Therapie mit Tabletten (z.B. Doxycyclin) angeschlossen wird.

In der Regel heilt die Lyme-Borreliose nach entsprechender Antibiotikatherapie gut aus. Der endgültige Therapieerfolg tritt in den meisten Fällen erst mehrere Wochen (bis zu 3 Monate) nach Beendigung der Therapie ein.

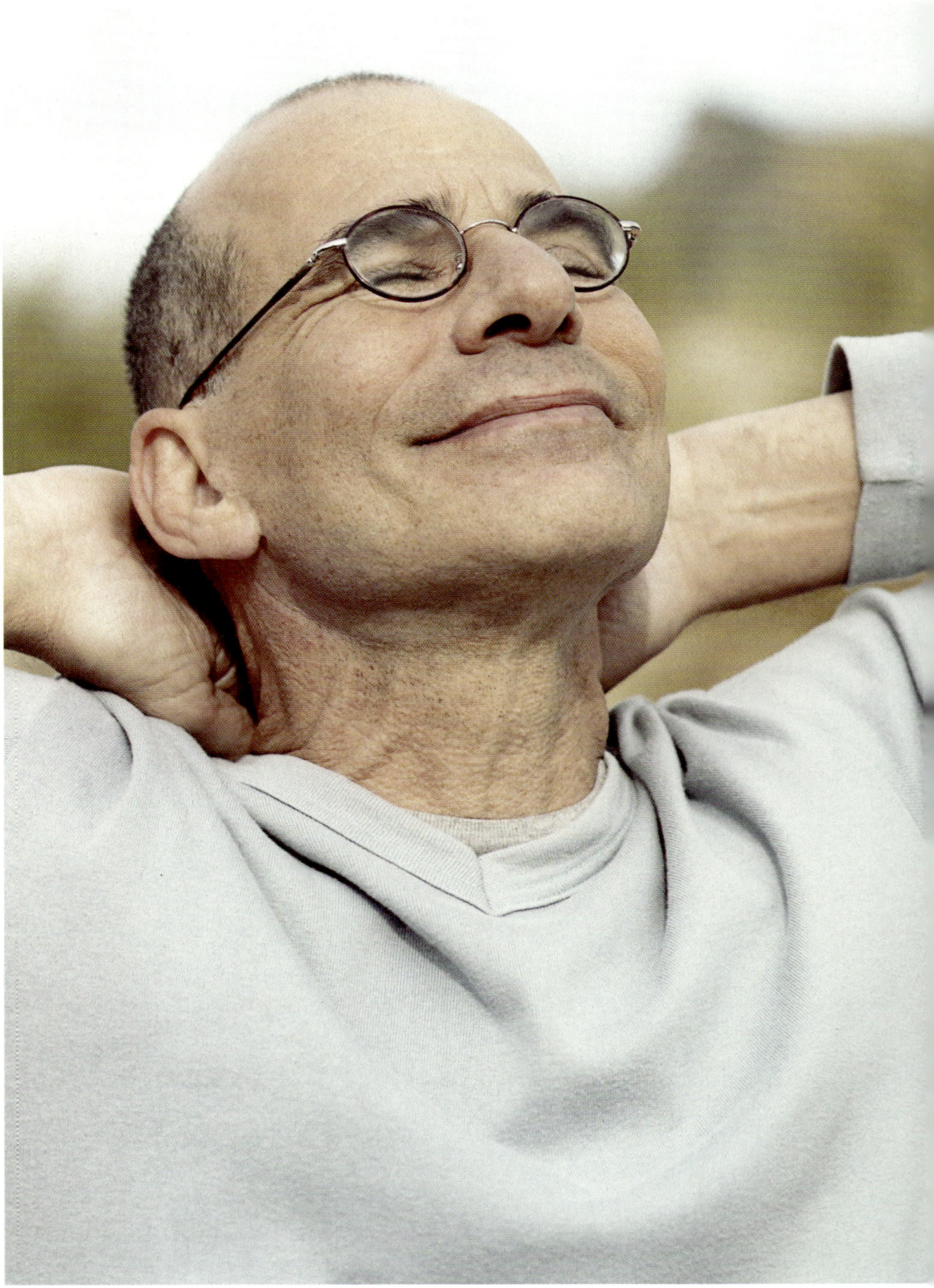

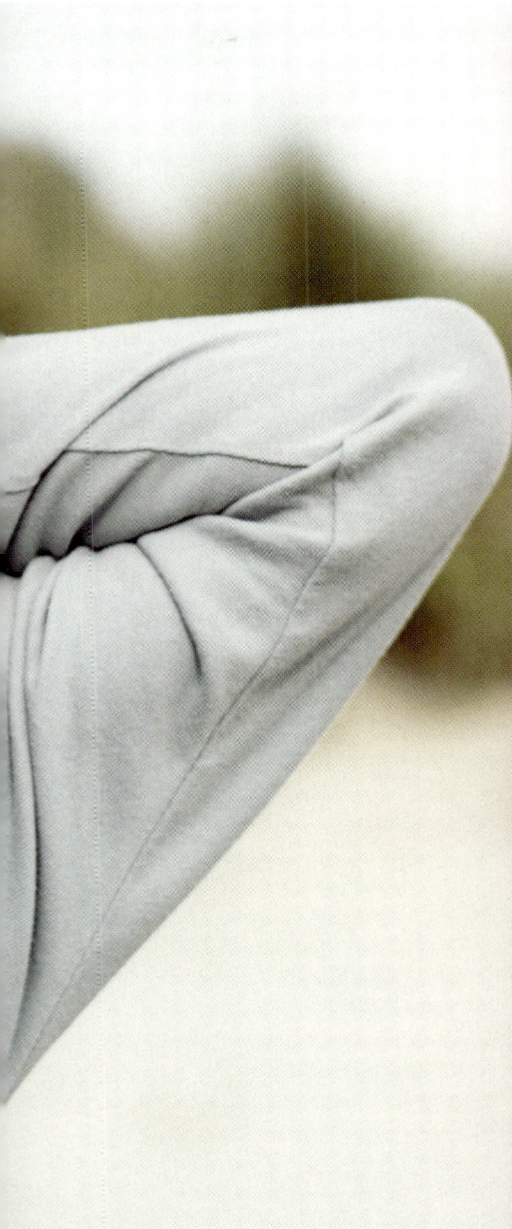

Medikamentöse Therapie rheumatischer Erkrankungen

Die Medikamente begleiten Sie über lange Strecken ihres Lebensweges. Sie sollten gut darüber Bescheid wissen, was Sie einnehmen, dann ist der Nutzen umso größer und die Risiken werden kalkulierbar.

Medikamente sind wichtig!

Wenn bei Ihnen die Diagnose einer entzündlich-rheumatischen Erkrankung gestellt wurde, ist die Einleitung einer medikamentösen Therapie in der Regel unumgänglich, um eine ausreichende schmerzlindernde Wirkung zu erzielen. Ziel der Behandlung ist die Verbesserung der Lebensqualität und die Ermöglichung eines normalen Alltags. Außerdem wird versucht, den Fortgang der Erkrankung zu stoppen oder wenigstens zu verlangsamen. Eine Therapie, die die Ursache des Rheumas beseitigt, ist leider derzeit nur selten möglich, da wir über die Entstehungsmechanismen im Einzelnen noch immer zu wenig wissen.

WISSEN

Müssen Medikamente sein?

Einige Patienten haben eine Abneigung gegen medikamentöse Therapie und würden am liebsten nur auf alternative oder additive Verfahren zurückgreifen. Diese sind allerdings auch nicht ohne Nebenwirkungen und können auf Dauer nicht das Fortschreiten einer entzündlich-rheumatischen Erkrankung aufhalten. Gegen eine Anwendung zusätzlicher Verfahren, wie sie im nächsten Kapitel beschrieben werden, ist nichts einzuwenden, solange die medikamentöse Therapie beibehalten wird.

Die entzündlich-rheumatischen Erkrankungen nehmen bei jedem Patienten einen individuellen Verlauf. Auch wenn wir mittlerweile auf einen großen Schatz von Erfahrungen zurückgreifen können: Eine einfache Leitlinie nach dem Motto »Der Patient hat die Erkrankung XY, daher muss er mit diesem Medikament behandelt werden« kann es daher nicht geben. Der Therapieplan wird immer für den einzelnen Patienten entschieden. Viele Kriterien fließen bei den Überlegungen mit ein:

- Welche Erkrankung liegt vor?
- Wie hoch ist die entzündliche Aktivität?
- Welche Gelenke sind betroffen?
- Welche anderen Erkrankungen liegen bei Ihnen vor, die die eine oder andere Therapie problematisch erscheinen lassen?

Im Folgenden finden Sie einen Überblick, welche Rheumamedikamente aktuell zur Behandlung der entzündlich-rheumatischen Erkrankungen zur Verfügung stehen.

Rheumatische Basistherapien

Häufig werden in der Rheumatherapie so genannte Basistherapeuthika eingesetzt, die nach längerer Einnahme zu einem Stillstand oder sogar zu völliger Beschwerdefreiheit führen.

Zu den Basistherapeutika gehören ganz unterschiedliche Medikamente, die weder von der chemischen Grundstruktur noch in der Wirkungsweise miteinander verwandt sind. Es handelt sich um Stoffe, die alle zu einer Verbesserung der Gelenksymptomatik bei der rheumatoiden Arthritis oder anderer entzündlich-rheumatischer Erkrankungen führen. Die Wirkung dieser Substanzen zeigt sich oft erst nach Wochen oder Monaten. Warum die Stoffe helfen, also wo der therapeutische Ansatzpunkt ist, ist teilweise noch unklar. Der Begriff Basistherapie gilt eigentlich nur beim Einsatz der nachfolgend aufgeführten Medikamente bei der rheumatoiden Arthritis. Im Englischen werden diese Medikamente daher auch als DMARD´s (Diseases modifying antirheumatic drug), als krankheitsbeeinflussende Medikamente bezeichnet.

Allen entzündlich-rheumatischen Erkrankungen ist eine überschießende fehlerhafte Reaktion des Immunsystems gemein, die dann zu einer Entzündung der betroffenen Gelenke führt. Die Basistherapeutika greifen an dieser überschießenden Reaktion des Immunsystems an. Sie führen sozusagen zu einer »Dämpfung« des Immunsystems. Daher bezeichnet man ihre Wirkung auch als immunsuppressiv, d. h. sie unterdrücken Prozesse des Immunsystems. Aus dieser Dämpfung des Immunsystems resultiert letztendlich auch eine Reduktion des Entzündungsprozesses in den Gelenken, was somit zu einer Schmerzlinderung führt.

WISSEN

Irreführend!

Der Begriff Basistherapeuthika bedeutet nicht, dass ein eigentlich wünschenswerter Eingriff in die grundlegenden – eben basalen – krankheitsauslösenden Mechanismen stattfindet. Dies ist leider bis heute nicht möglich. Vielmehr handelt es sich um Stoffe verschiedener Medikamentenklassen, die zu einem langfristigen Stillstand der Erkrankung oder aber auch zur kompletten Remission bei dauerhafter/kontinuierlicher (»basaler«) Einnahme über einen längeren Zeitraum führen.

WISSEN

Leider nicht ohne Nebenwirkungen!

Da die Basistherapeutika vorwiegend auf sich schnell teilende Zellen wirken, treten in bestimmten Organsystemen typischerweise die Nebenwirkungen auf. Als häufigste Nebenwirkungen aller Basistherapeutika sind zu erwarten:

- Übelkeit
- Durchfall
- Haarausfall (nur leicht vermehrter Haarausfall, nicht vollständig)
- Blutarmut mit verringerter Sauerstoffaufnahme des Körpers
- Absinken der weißen Blutkörperchen mit erhöhter Infektanfälligkeit

Troztdem gilt: Setzen Sie Medikamente nie ohne das Wissen Ihres Arztes ab!

Da das Absetzen der Basistherapeutika riskant ist, sollte eine erfolgreiche Therapie nicht ohne Grund abrupt abgebrochen werden. Die Wiederaufnahme der Therapie nach einer Unterbrechung ist keine Garantie für einen erneuten Therapieerfolg!

Indikationen der einzelnen Basistherapeutika (laut Beipackzettel in Deutschland, Stand 2005)

Wirkstoff	RA	Undiff. Spondyloarthropathie	Morbus Bechterew	Psoriasis-Arthritis	reaktive Arthritis
Sulfasalazin	+	(+)	(+)	(+)	(+)
Gold	+				
Hydroxychloroquin	+				
Chloroquin					
Leflunomid	+			+	
Methotrexat	+		(+)	+	(+)

Sulfasalzin

Seit über 50 Jahren wird Sulfasalzin mit gutem Erfolg bei der rheumatoiden Arthritis eingesetzt. Anwendung findet dieses Medikament neben der rheumatoiden Arthritis auch beim M. Bechterew mit peripherer Gelenkbeteiligung, bei chronischen Verlaufsformen einer reaktiven Arthritis und verschiedenen anderen Spondyloarthritiden.

Wirkung. Sulfasalzin wirkt über eine Hemmung von Immunzellen und deren Ausschüttung von Entzündungsbotenstoffen, die bei entzündlichen Erkrankungen eine tragende Rolle spielen. Der Wirkeintritt ist ca. 4–12 Wochen nach Therapiebeginn zu erwarten.

Verabreichung und Wirkung. Die wirksame Dosis der Azulfidine liegt bei 2g täglich. Allerdings wird Ihr Arzt Ihnen zunächst eine geringere Dosis verschreiben und dann langsam die Dosis steigern. Bei unzureichendem Ansprechen ist eine Steigerung auf 3g pro Tag möglich.

Nebenwirkungen. Sulfasalzin kann zu zahlreichen Nebenwirkungen führen, z. B.

- Veränderungen am blutbildenden System und an der Haut (Juckreiz),
- zum Anstieg der Leberwerte,
- zu Übelkeit,
- zu Kopf- und Bauchschmerzen und
- zur Abnahme der Anzahl der männlichen Samenzellen.

Entsprechende Kontrollen des Blutbildes, insbesondere der Leber- und Nierenwerte sind unter dieser Therapie vorgeschrieben. So kann man schwerwiegende Nebenwirkungen rechtzeitig bemerken. Diese können mitunter einen Abbruch der Therapie erzwingen.

Da sich dieses Medikament aus zwei Teilen (einem Antibiotikumabkömmling und einem Acetylsäureabkömmling) zusammensetzt, darf bei Überempfindlichkeit auch nur gegen einen dieser Bestandteile das Medikament nicht angewandt werden. Ihr Arzt wird Sie danach fragen. Während der Schwangerschaft sollte Azulfidine speziell in den ersten 3 Monaten nicht eingenommen werden, da über einen Folsäuremangel Schäden beim Kind auftreten können. Eine absolute Gegenanzeige für dieses Medikament besteht während der Schwangerschaft jedoch nicht. Stillende Mütter sollten kein Azulfidine einnehmen.

Gold (Ridaura®, Tauredon®)

Gold ist das älteste Basistherapeutikum. Seine genaue Wirkungsweise ist bis heute nicht bekannt. In den letzten Jahren wurde es mehr und mehr durch den Einsatz von Methotrexat bei der rheumatoiden Arthritis verdrängt. Neben der rheumatoiden Arthritis kann Gold in Einzelfällen auch bei der Psoriasisarthritis, beim M. Bechterew mit peripherer Gelenkbeteiligung und bei chronisch reaktiven Arthritiden eingesetzt werden.

Verabreichung und Wirkung. Gold kann in Form von Goldsalzen als Injektion in den Muskel oder als Tablette verabreicht werden. Bei der Verabreichung in den Muskel muss eine entsprechende Aufdosierungsphase erfolgen. Auch Gold wirkt auf die Zellen des Immunsystems und führt über eine Reduktion von Entzündungsbotenstoffen und über eine Stabilisierung der Kollagenstruktur (Grundsubstanz von Knochen und Knorpel) zur Eindämmung der Entzündung bei der rheumatoiden Arthritis. Ein Wirkeintritt ist frühestens nach zwei bis drei Monaten zu erwarten.

Nebenwirkungen. Gold kann zu Nebenwirkungen führen, z. B.

- am Auge (z. B. Bindehautentzündungen, Goldablagerungen),
- am blutbildenden System,
- an der Haut (Juckreiz, Entzündungen),
- an der Mundschleimhaut (Entzündungen, Metallgeschmack)
- an der Leber,
- an den Nieren,
- der Lunge und
- am Magen-Darm-Trakt.

Aus diesem Grunde sind zum frühen Erfassen von Nebenwirkungen regelmäßige Blut- und Urinuntersuchungen erforderlich. Während der Schwangerschaft und beim Stillen sollte Gold nicht angewandt werden.

Hydroxychloroquin (Quensyl®), Chloroquin (Resorchin®)

Diese beiden Medikamente kommen ursprünglich aus der Malariatherapie. Sie werden als so genannte »mild wirkende« Basistherapeutika vor allem bei rheumatoider Arthritis eingesetzt.

Wirkung. Die Wirkung erfolgt über eine Hemmung von Zellen des Immunsystems, die somit zur Verringerung von Entzündungsbotenstoffen führen und so entzündlich-rheumatische Erkrankungen hemmen/stoppen können.

Verabreichung. Die Dosierung von Chloroquin und Hydroxychloroquin wird in Abhängigkeit vom Körpergewicht festgelegt. Wegen geringerer Nebenwirkungen hat sich der Einsatz von Hydroxychloroquin gegenüber Chloroquin durchgesetzt. Der Wirkeintritt ist nach 3–6 Monaten zu erwarten.

Nebenwirkungen. Auch hier findet man eine Reihe von Nebenwirkungen, z. B.

- an der Haut,
- am Magen-Darm-Trakt (Übelkeit, Appetitlosigkeit),
- am blutbildenden System
- am Herz
- an den Lungen und
- an den Augen (Ablagerungen).

Zum frühen Erkennen und Aufhalten von Nebenwirkungen sind engmaschige Kontrollen des Blutbildes, der Leber- und Nierenwerte sowie augenärztliche Kontrollen erforderlich.

Leflunomid (Arava®)

Hauptanwendungsgebiet von Leflunomid ist die rheumatoide Arthritis, zugelassen ist das Präparat aber auch zur Behandlung der Psoriasis Arthritis. Als Heilversuch kann Leflunomid auch bei anderen entzündlichen-rheumatischen Erkrankungen angewandt werden.

Wirkung. Leflunomid hat einen hemmenden Effekt auf die Zellteilung und zusätzlich eine entzündungshemmende Wirkung. Die Hauptwirkung besteht in der Hemmung eines Enzyms, das die Neubildung von Bausteinen der DNA-Synthese (s.o.) steuert. Daraus resultiert letztendlich eine Hemmung der Signalübertragung von Zellbotenstoffen. Durch diese Wirkweisen führt es zu einer Verringerung von Entzündungsbotenstoffen, die von den Zellen des Immunsystems im Rahmen eines Entzündungsgeschehens ausgeschüttet werden. Der Wirkeintritt ist ca. nach 4–6 Wochen zu erwarten.

Verabreichung. Die Behandlung wird mit einer Dosis von (10) – 20mg pro Tag durchgeführt.

Nebenwirkungen. Leflunomid kann Nebenwirkungen verursachen, z. B.

- am blutbildenden System,
- dem Magen-Darm-Trakt (Durchfall),
- der Leber,
- der Gallenblase und
- der Haut (Haarausfall) sowie
- Bluthochdruck.

Das aktive Abbauprodukt von Leflunomid hat eine sehr lange Halbwertszeit. Daher müssen nach Absetzen der Therapie (z. B. wegen aufgetretener Nebenwirkungen) weitere Kontrollen erfolgen. Ein so genanntes Auswaschverfahren ermöglicht es, dieses aktive Abbauprodukt schneller aus dem Körper zu entfernen, z. B. bei schwerwiegenden Nebenwirkungen oder aber auch bestehendem Kinderwunsch.

In der Schwangerschaft darf Leflunomid nicht angewandt werden. Um die Nebenwirkungen bei optimaler Wirksamkeit so gering wie möglich zu halten, sind engmaschige Kontrollen des Blutbildes, der Leber- und Nierenwerte erforderlich.

Methotrexat (MTX)

MTX gehört zu den am häufigsten angewandten Medikamenten bei der rheumatoiden Arthritis. Es ist gut verträglich und hat einen relativ raschen Wirkeintritt. Bei einer rheumatoiden Arthritis mit hoher Aktivität sollte frühzeitig eine Behandlung mit diesem stark wirksamen Basistherapeutikum begonnen werden, da irreparable Gelenkschäden bereits in den ersten Krankheitsjahren auftreten.

Daneben kommt MTX auch bei Patienten mit Morbus Bechterew und einer peripheren Gelenkbeteiligung vor.

Wirkung. Bei MTX handelt sich um einen so genannten Folsäuregegenspieler. Durch die Hemmung von Folsäure führt MTX zur Hemmung der Bildung einzelner Bausteine der so genannten DNA, der Erbsubstanz, die in jeder Zelle vorhanden sein muss. Daraus resultiert eine Funktionsstörung oder auch der Zelltod von Zellen des Immunsystems, in geringem Maße auch von anderen Zellen. Das MTX besitzt einen immunsystemschwächenden und einen entzündungshemmenden Effekt. Diese beiden Wirkungen führen zu einer langfristigen Verbesserung der Schmerzsymptomatik bei entzündlichen Gelenkerkrankungen.

Verabreichung. In der Rheumatologie wird MTX in einer Dosis von 7,5mg bis zu 25mg pro Woche in einer einmaligen Gabe verabreicht. Es besteht die Möglichkeit, das Medikament als Tablette einzunehmen oder als Spritze intravenös in die Muskulatur oder ins Unterhautfettgewebe zu verabreichen.

Nebenwirkungen. Auch MTX verursacht eine Reihe von Nebenwirkungen, z. B.

- am blutbildenden System,
- am Magen-Darm Trakt,
- an den Nieren,

- an den Knochen (Osteoporose fördernd)
- an der Leber,
- an der Bauchspeicheldrüse,
- an den Lungen (Lungenbläschenentzündung) und
- an der Haut (Entstehung von Rheumaknoten, Haarausfall).

Da diese Nebenwirkungen reversibel sind, ist es wichtig, die vorgeschriebenen Blutkontrollen während der Behandlung einzuhalten, um frühzeitig bei auftretenden Nebenwirkungen reagieren zu können. MTX darf während der Schwangerschaft nicht angewendet werden. Die Spermienanzahl kann sich unter MTX-Therapie reduzieren.

Es gibt eine Reihe an Wechselwirkungen die bei gleichzeitiger Einnahme von MTX mit anderen Medikamenten auftreten können. Auf mögliche spezielle Wechselwirkungen wird Sie ihr behandelnder Arzt aufmerksam machen.

WICHTIG

Das sollten Sie unbedingt beachten: Vermeiden Sie regelmäßigen Alkoholgenuss unter MTX-Einnahme, da dies die Gefahr einer Leberschädigung erheblich steigert.

Verzichten Sie am Tag der MTX-Einnahme auf die Einnahme von nicht steroidalen Antirheumatika/Schmerzmitteln (z. B. Diclofenac, Ibuprofen o.ä.), da dies zu einer Zunahme der Nebenwirkungen auf die Niere führen kann.

Biologika

Die bisher beschriebenen Basistherapeutika weisen ein breites Wirkspektrum auf und zeigen daher auch helfende und schädigende Funktionen auf gleiche Weise. Ziel der Forschung ist natürlich, zielgerichtete Therapien zu entwickeln, die spezifisch gegen die Erkrankung wirken.

Die Grundlage aller entzündlich-rheumatischen Erkrankungen ist eine Entzündung. Die Immunabwehr des Körpers richtet sich fälschlicherweise gegen körpereigene Strukturen und führt so an Gelenken zu Zerstörungen der Gelenkinnenhäute, des Gelenkknorpels und des Knochens. Dies verursacht eine lokale Entzündung, die der Betroffene als Schmerz wahrnimmt. Der Entzündungsprozess wird durch verschiedene Botenstoffe des Immunsystems, insbesondere durch die Zytokine Tumor-Nekrose-Faktor-α (TNF-α) und Interleukin-1, vermittelt. Diese werden im Gewebe von Fresszellen, so genanten Makrophagen, gebildet und tragen zur massiven Entzündung und Schwellung der Gelenke bei. TNF-α spielt speziell bei der Krankheitsentstehung der rheumatoiden Arthritis eine große Rolle. Mittels moderner biotechnologischer Verfahren wurde es möglich, diese Botenstoffe genauer zu untersuchen und nun auch gezielt zu blockieren. Neben einem antientzündlichen Effekt konnte auch ein hemmender Effekt auf das Voranschreiten der Knochenveränderungen nachgewiesen werden. Schon nach kurzer Behandlungszeit kann ein Abschwellen der Gelenke, eine Reduktion der Schmerzen und eine Zunahme der Beweglichkeit erzielt werden.

Aktuell gibt es drei verschiedene Medikamente, die die Wirkung von TNF-α neutralisieren können. Da dem TNF-α auch bei der Infektabwehr eine bedeutende Rolle zukommt, wird durch die Gabe von TNF-α-Blockern eine generelle Abwehrschwäche verursacht. Dies macht es notwendig, vor Therapiebeginn bestimmte Infektionen wie z. B. eine Tuberkulose auszuschließen. Bei schweren Infekten, die mit Fieber einhergehen, bei Lungenentzündung und kräftig ausgeprägten Harnwegsinfektionen muss die Therapie unterbrochen werden.

Die verschiedenen derzeit in der Rheumatologie zur Verfügung stehenden Biologika werden nachfolgend aufgeführt.

WISSEN

Seien Sie achtsam!

Allen Biologika ist gemein, dass es unter ihrer Therapie zu schwerwiegenden Infektionen kommen kann. Aus diesem Grund sollten Sie zu regelmäßigen Kontrolluntersuchungen zu Ihrem Arzt (Rheumatologen) gehen. Ihr behandelnder Rheumatologe wird Sie nach einer umfangreichen Untersuchung und Abklärung von Kontraindikationen hinsichtlich der zu beachtenden Symptome beraten. In regelmäßigen Abständen werden dann unter der Therapie (bei Remicade vor jeder Infusion) körperliche Untersuchungen durchgeführt, um das Vorliegen einer schwerwiegenden Infektion auszuschließen.

Bei Unsicherheiten im Falle z. B. eines fieberhaften Infektes (bei Präparaten, die selbstständig appliziert werden) sollten Sie vor der Verabreichung einen Arzt (speziell einen Rheumatologen) aufsuchen.

Hier gilt: Lieber einmal zu viel fragen, als eine schwerwiegende Infektionserkrankung zu bekommen.

Zugelassene Indikationen der Biologika

	RA	undifferenzierte Spondylo-arthropathie	Morbus Bechterew	Psoriasis-Arthritis	reaktive Arthritis	Polyartikuläre juvenile chronische Arthritis
Etanercept	+		+	+		+
Infliximab	+		+	+		
Adalimumab	+			+		
Anakinra		+				

Etanercept (Enbrel®)

Etanercept ist ein mittels Gentechnik hergestelltes menschliches Tumornekrosefaktor-Rezeptor-Fusionsprotein. Es bindet mit einer sehr hohen Bindungskraft an TNF-α. Somit wird die Bindung von normalem TNF-α an seinen natürlichen Rezeptor blockiert und die Entzündung wird gehemmt.

Verabreichung. Enbrel kann allein oder in Kombination mit Methotrexat verabreicht werden. Es wird 2x wöchentlich in einer Dosierung von je 25 mg in das Unterhautfettgewebe gespritzt. Dies erlernen die Patienten und können es nachfolgend selbstständig durchführen. Für die rheumatoide Arthritis und bald auch für den Morbus Bechterew steht mittlerweile auch eine Dosierung von 50mg zur Verfügung, die nur noch 1x wöchentlich appliziert werden muss.

Nebenwirkungen. Häufig treten Rötungen an der Einstichstelle auf. Schwere Infektionen oder allergische Reaktionen sind sehr selten. Impfungen mit Lebendimpfstoff (betrifft in der Regel nur die Gelbfieberimpfung) sind während der Behandlung mit Enbrel abzulehnen. Weiterhin nennenswert sind Störungen des zentralen Nervensystems und eine mögliche Verschlechterung einer bestehenden Herzleistungsschwäche durch Enbrel. In der Schwangerschaft und Stillzeit ist von der Gabe von Enbrel abzuraten.

Infliximab (Remicade®)

Verabreichung. Infliximab ist ein direkter TNF-α-Antikörper mit einer sehr langen Halbwertzeit, d. h. der Abbau der Substanz im Körper erfolgt sehr langsam. Bei den rheumatischen Erkrankungen werden 3–5mg/kg Körpergewicht des Patienten alle 4–8 Wochen als Infusion in die Vene verabreicht. Hierzu muss der Patient einen Arzt aufsuchen.

Nebenwirkungen. Bei den Nebenwirkungen steht das Auftreten von Infektionen und allergischen Reaktionen, v.a. während der Infusion im Vordergrund. Andere Nebenwirkungen wie Erkrankungen des Immunsystems, des blutbildenden Systems, der Lunge oder der Leber sind eher selten. Während der Schwangerschaft sollte Remicade nicht verabreicht werden, eine sichere Empfängnisverhüttung während der Therapie wird empfohlen. Dieses Präparat muss in Kombination mit Methotrexat gegeben werden.

Adalimumab (Humira®)

Adalimumab ist ein menschlicher Antikörper, der sich gegen den Entzündungsbotenstoff TNF-α richtet.

Verabreichung. Humira sollte in Kombination mit Methotrexat verabreicht werden, kann bei bestimmten Indikationen jedoch auch als Einzelsubstanz eingesetzt werden. Es wird alle zwei Wochen mittels Spritze in das Unterhautfettgewebe (subkutan) gespritzt. Eine Dosis von 40mg alle 14 Tage gilt als optimal. Ein kompletter Wirkeintritt ist spätestens nach 12 Wochen zu erzielen, wobei die Wirkung schon nach der ersten Spritze einsetzt.

Nebenwirkungen. Die wichtigsten Nebenwirkungen sind das Auftreten von allgemeinen Infektionen durch die Hemmung des Immunsystems. Als Nebenwirkungen können auch an der Injektionsstelle Hautreaktionen auftreten.

Anakinra (Kineret®)

Anakinra ist ein Wirkstoff, der sich gegen das Interleukin-1 richtet. Speziell handelt es sich hierbei um einen Antikörper, der sich gegen den Rezeptor von Interleukin-1 richtet und somit keine Bindung von körpereigenem Interleukin-1 am Rezeptor zulässt. Verwendet wird Anakinra zur Linderung von Symptomen bei der rheumatoiden Arthritis. Die Anwendung ist ausschließlich in Kombination mit MTX zugelassen.

Verabreichung. Die Dosierung beträgt 100mg pro Tag als Injektion ins Unterhautfettgewebe.

Nebenwirkungen. Als Nebenwirkungen sind neben Infektionen und allergischen Reaktionen auch Blutbildveränderungen im Sinne des Abfalls der Anzahl der weißen Blutkörperchen zu nennen. Während der Schwangerschaft und in der Stillzeit sollte Anakinra nicht angewendet werden.

WISSEN

Noch nicht Mittel der ersten Wahl!

Die bisherigen Erfahrungen mit den Biologika sind sehr Erfolg versprechend. Dennoch wird der Einsatz der Biologika derzeit noch vorsichtig gehandhabt. Dafür gibt es zwei Gründe:

- Noch fehlen hinreichende Studien über Langzeitbeobachtungen, bei denen auch ganz selten auftretende Nebenwirkungen beurteilt werden können.
- Die Herstellung der Substanzen ist sehr aufwändig und teuer.

Mindestens zwei erfolglose Therapien mit Basistherapeutika müssen erfolgt sein, bevor ein Versuch mit einem Wirkstoff aus der Gruppe der Biologika erfolgen kann.

Doch die ersten sehr positiven Erfahrungen mit sehr früh im Krankheitsverlauf eingesetzten Biologika machen große Hoffnungen – vielleicht gehören die Biologika schon bald zu den »Mitteln der ersten Wahl«.

Therapie mit Glukokortikoidpräparaten

Als »Kortisone« bezeichnet man landläufig alle synthetisch hergestellten Glukokortikoide/Kortikosteroide. Glukokortikoide sind lebenswichtige Hormone, die in der Nebennierenrinde eines jeden Menschen produziert werden.

Nachdem das Kortison erstmals 1948 bei einer Patientin mit schwerer rheumatoiden Arthritis in Amerika (Mayo-Klinik) zum Einsatz kam, war die Wirkung einfach unglaublich. Die bis dato durch massive Schmerzen ans Bett gefesselte Patientin konnte schon nach zwei Tagen zu einem dreistündigen Einkaufsbummel in die Stadt aufbrechen. Anschließend wurde Kortison als »Wunderwaffe« bezeichnet. Durch unkritische Anwendungen der neuen »Wunderwaffe« wurden in der Anfangszeit der Kortisonära sehr hohe Dosen verabreicht. Dies führte natürlich rasch zum Auftreten von Nebenwirkungen, sodass die anfängliche Euphorie in deutliche Ablehnung umschlug. Bis heute sind Glukokortikoide bei der Allgemeinheit der Bevölkerung noch als »Teufelszeug« verpönt, obwohl die Gefahren einer Glukokortikoidbehandlung im Verlauf der letzten Jahre durch neue Anwendungsformen und durch kritischeren Einsatz deutlich reduziert werden konnten.

Mittlerweile stehen uns seit fast 60 Jahren Glukokortikoidpräparate zur Verfügung. Sie sind in der Therapie der entzündlich-rheumatischen Erkrankungen nicht mehr wegzudenken. Sie sind schnell wirksam und werden deshalb in der Soforttherapie eingesetzt.

Einsatzfelder für eine Glukokortikoidtherapie sind z. B.

- eine hohe Entzündungsaktivität,
- Befall innerer Organe,
- Gefäßentzündung oder
- schwere, aggressive Verlaufsformen.

Außerdem werden Glukokortikoide genutzt zur Überbrückungstherapie, bis die Basistherapie greift. Bei milder Verlaufsform werden sie niedrig dosiert als alleinige Therapie eingesetzt. Akute Gelenkentzündungen können oft mit einer Glukokortikoidinjektion behandelt werden.

Wirkungen und Nebenwirkungen der Glukokortikoide

Wirkungen. Die Wirkungen der Kortikoide sind vielfältig. Kurz gesagt wirken sie:

- entzündungshemmend
- wachstumshemmend
- immunsuppressiv

Sie vermindern u. a. die Einwanderung von weißen Blutkörperchen in entzündlich verändertes Gewebe und verhindern so das Austreten von Entzündungsbotenstoffen aus Zellen. Dies stoppt die Entzündung.

Nebenwirkungen. Neben den hervorragenden Wirkungen besitzen Glukokortikoide auch Nebenwirkungen. Diese sind in der Regel von der Therapiedauer und Therapiedosis abhängig. Die so genannte Nebenwirkungsschwellendosis wird zwischen 5–7,5mg Prednisolonäquivalent pro Tag angegeben. Häufige Nebenwirkungen sind in der nachfolgenden Tabelle aufgeführt.

WISSEN

Nebenwirkungen der Glukokortikoidtherapie (s. Abb.)

- Köpergewicht: Stammfettsucht durch Fettumlagerungen in den Nacken- (»Stiernacken«) und Gesichtsbereich (Vollmondgesicht), sowie in den Hüften und Oberarmen
- Gastrointestinal: Reduktion der Aufnahme von Calcium und Vitamin D im Darm, Bauchspeicheldrüsenentzündung
- Niere: vermehrte Ausscheidung von Calcium und Kalium
- Nebenschilddrüse: Sekundär gesteigerte Parathormonausschüttung durch Calciummangel
- Knochen: Entstehung einer Osteoporose, Knochennekrosen
- Blutdruck: Bluthochdruck (arterieller Hypertonus)
- Augen: Linsentrübungen (grauer Star), Glaukom (grüner Star)
- Hormone: Nebenniereninsuffizienz (Hemmung der körpereigenen Kortisonproduktion)
- Haut: »Schwangerschaftsstreifen«, Steroid–Akne, Entwicklung einer »Pergamenthaut«, Wundheilungsstörung
- Stoffwechselstörungen: zeitweise Blutzuckererhöhung (Diabetes mellitus)
- Erhöhte Infektionsneigung
- Schlafstörungen, Euphorie, Depression
- Blut: Anstieg der weißen Blutkörperchen

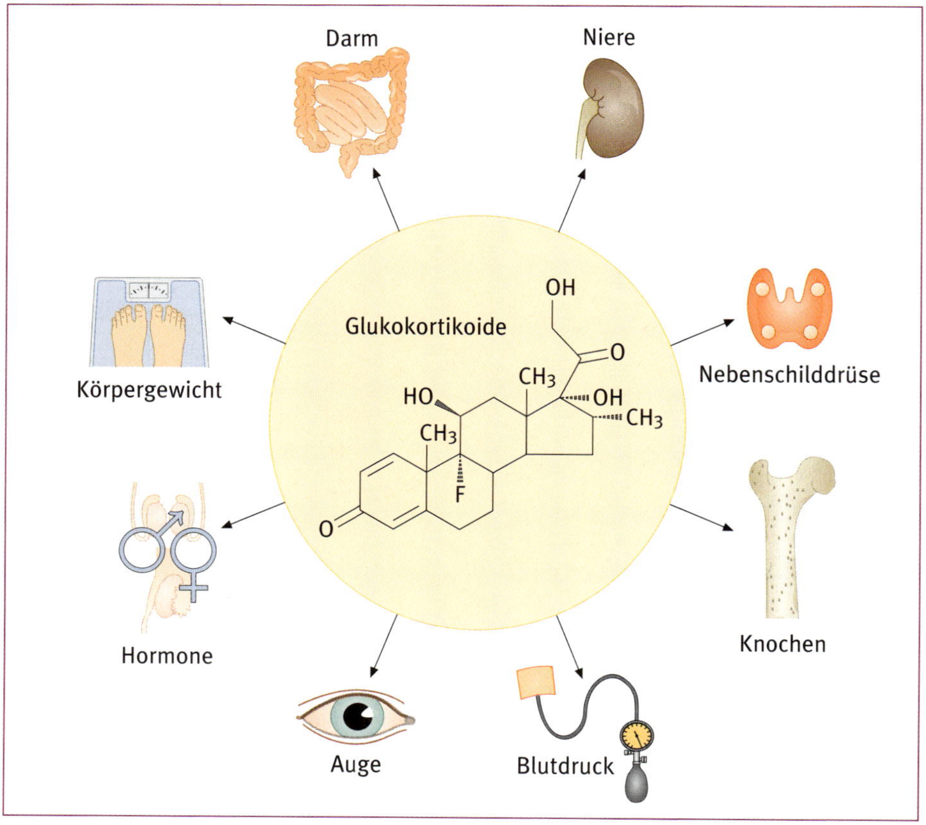

Unerwünschte Wirkungen der Glukokortikoidtherapie auf verschiedene Organsysteme

Glukokortikoide in der Rheumatherapie

Durch die kombinierte Anwendung der Glukokortikoide in niedriger Dosierung mit Basistherapeutika (siehe S. 69) bzw. den immunsuppressiv wirkenden Medikamenten und NSAR (siehe S. 84) konnte die Wirkung deutlich verstärkt und die Nebenwirkungsrate deutlich vermindert werden. Im Bereich der entzündlich-rheumatischen Erkrankungen werden Glukokortikoide vorwiegend bei der rheumatoiden Arthritis eingesetzt. Dem Einsatz der Glukokortikoide bei der Psoriasis arthritis oder auch beim Bechterew steht man eher skeptisch gegenüber. Bei den undifferenzierten Spondyloarthropathien und

Indikationen der Glukokortikoide

	RA (Rheumatoide Arthritis)	undifferenzierte Spondyloarthropathie	Morbus Bechterew	Psoriasis-Arthritis	reaktive Arthritis	Polyartikuläre juvenile chronische Arthritis
Glukokortikoide	+	+/-	+/-	+/-	+/-	+

den reaktiven Arthritiden muss von Fall zu Fall über einen sinnvollen und effektiven Einsatz entschieden werden.

Bei Gelenkentzündungen kommen gewöhnlich Anfangsdosen von 20–50 mg pro Tag zum Einsatz. Diese Dosen werden dann meist in wöchentlichen Schritten rasch reduziert, bis eine Erhaltungsdosis erreicht wird, die gewöhnlich zwischen 5–7,5mg pro Tag liegt.

Bei lebensbedrohlichen Erkrankungen können auch ultrahohe Dosen bis zu 1000 mg Prednisolon als Bolustherapie (entspricht der Verabreichung von ultrahohen Medikamentendosen auf einen »Schlag«) zum Einsatz kommen. Dies ist normalerweise bei den hier besprochenen Erkrankungen nicht der Fall.

Auswahl verschiedener Glukokortikoide mit deren Dosisäquivalenzdosen

Glukokortikoid	Dosis
Prednisolon/Prednison	5 mg
Methylprednisolon	4 mg
Triamcinolon	4 mg
Dexamethason	0,75 mg

Die verschiedenen Glukokortikoide besitzen unterschiedliche Wirkstärken, d. h. bei den Präparaten führen unterschiedliche Mengen zu dem jeweils gleichen therapeutischen Effekt.

Nichtsteroidale Antirheumatika (NSAR)

Trotz ähnlicher Wirkung werden die nichtsteroidalen Antirheumatika definitiv von den Glukokortikoiden abgegrenzt. Die gesamte Wirkstoffgruppe geht ursprünglich auf die Isolierung der Salicylsäure zurück, die durch Acetylierung zur Acetylsalicylsäure wird (erstmalig 1853).

Die Acetylsalicylsäure wurde 1899 als Medikament eingeführt und ist heute allgemein als ASS oder Aspirin® bekannt.

NSAR wirken

- schmerzstillend (analgetisch)
- fiebersenkend (antipyretisch) und
- entzündungshemmend (antiphlogistisch)

Wirkungen und Nebenwirkungen der nichtsteroidalen Antirheumatika

Wirkungen. Die NSAR wirken über eine Hemmung der Prostaglandin-Synthese. Diese Stoffe werden bei Gewebeschädigung oder bei Entzündung von einer so genannten Cyclooxygenase II gebildet. Prostaglandine erhöhen die Durchlässigkeit der Gefäße und verstärken dadurch die Wirkung anderer entzündungsfördernder Substanzen wie z. B. von Kininen, Serotonin oder Histamin. Außerdem aktivieren sie schmerzempfindliche Nervenfasern. Man vermutet, dass sie auch direkt an der Schmerz- und Entzündungsentstehung beteiligt sind.

Nebenwirkungen. Die einzelnen Vertreter der NSAR unterscheiden sich leicht in ihren Nebenwirkungen. Dabei sind bestimmte Organsysteme besonders betroffen. Herkömmliche NSAR können nach jetzigem Stand des Wissens auch zu kardialen Problemen führen und sollten daher immer unter entsprechender Kontrolle angewandt werden.

Bei den Nebenwirkungen in Tabelle 6 bzw. 7 fällt auf, dass die Präparate oft Magenprobleme verursachen. Im Laufe der Zeit wurden die bekannten NSAR durch pharmakologische Prozesse so verändert, dass sie magenverträglicher wurden: Ihre Wirkdauer wurde durch spezielle Veränderungen in der Galenik

Übersicht über die wichtigsten nichtsteroidalen Antirheumatika und ihre Nebenwirkungen

Wirkstoff	Handelsname	Nebenwirkungen
Acetylsalizyl-säure	Aspirin®	Magen-Darm-Beschwerden, Übelkeit, Erbrechen, Durchfall, gelegentlich: Blutungen, selten: Asthma, nicht für Kinder geeignet
Diclofenac	z. B. Diclofenac-ratiopharm®, Voltaren®	Magen-Darm-Beschwerden, Übelkeit, Erbrechen, Durchfall, gelegentlich: Magengeschwüre, -blutung selten: Asthma, Überempfindlichkeitsreaktionen, Ödeme
Ibuprofen	z. B. Imbun®	Magen-Darm-Beschwerden, gelegentlich: Magengeschwüre, -blutung, selten: Asthma, Überempfindlichkeitsreaktionen, Ödeme
Indometacin	Amuno®	Störungen des Gehirns unterschiedlicher Ursache wie z. B. Kopfschmerzen, Schwindel, Müdigkeit, Schlafstörungen, Wahrnehmungs- und Stimmungsbeeinträchtigungen, Magen-Darm-Beschwerden, Magen-Darm-Geschwüre (gelegentlich), Hautausschläge, Blutbildveränderungen, Überempfindlichkeitsreaktionen
Naproxen	z. B. Naproxen 500 ®	Magen-Darm-Beschwerden, gelegentlich: Stomatitis, gastroint. Ulzera, Kopfschmerz, Schwindel, Schlafstörungen, gelegentlich: Störung des Blutbildes, hämolytische Anämie, Überempfindlichkeitsreaktionen
Piroxicam	Piroxicam	Magen-Darm-Beschwerden, Kopfschmerzen, Schwindel, Müdigkeit, Schlaflosigkeit, Alpträume, Stimmungsschwankungen, Hautausschlag, gelegentlich: Erbrechen, gastrointest. Ulzera, sorgfältige Überwachung bei Magen-Darm-Beschwerden, Gerinnungsstörungen; bei längerer Gabe Kontrolle der Leberwerte
Phenylbutazon	Ambene	Atemnot, Asthmaanfall bei Überempfindlichkeit, Magen-Darm-Beschwerden, Hautreaktionen wie Juckreiz, Rötung, Hautausschläge, Blutbildveränderungen

modifiziert, und es wurden Kombinationpräparate auf den Markt gebracht, die durch die Kombination mit einem Magenschutzpräparat zu einer besseren Verträglichkeit führten.

Phenylbutazon ist wegen seiner schwerwiegenden Nebenwirkungen an der Niere und am blutbildenden System hervorzuheben. Die Zulassung für dieses Medikament ist wegen dieser

Nebenwirkungen der NSAR an verschiedenen Organsystemen

Organsystem	Nebenwirkungen
Magen-Darm-Trakt	Übelkeit, Schmerzen, Durchfall, Verstopfung, Magengeschwüre, Schleimhautblutungen, Magenschleimhautentzündungen
Niere	Nierenfunktionsstörungen
Lunge und Atemwege	Analgetikaasthma (allergische Reaktion mit Verengung der Luftwege)
Leber	Lebergewebeschädigung
Nervensystem	Schwindel, Kopfschmerzen, Hör- und Sehstörungen
Blutbildendes System	Hemmung der Blutplättchenfunktion – Gerinnungsstörung Knochenmarksveränderungen mit Blutbildveränderungen (selten)

schwerwiegenden Nebenwirkungen nur noch auf akute Schübe des Morbus Bechterew, auf akute Schübe der chronischen Polyarthritis sowie auf den akuten Gichtanfall beschränkt.

Welches der vielen Medikamente ist für mich geeignet? Um aus dieser Vielzahl von Präparaten das für Sie am besten geeignete Medikament auszuwählen, sollten Sie mit Ihrem behandelnden Arzt sprechen. Interessanterweise wirken auch nicht alle NSAR bei allen Patienten gleich. Daher wundern Sie sich nicht, wenn gerade in der Einstellungsphase der Therapie verschiedene NSAR zum Einsatz kommen können. Gerade in dieser Therapieeinstellungsphase ist es wichtig, dass Sie die Wirkung und ggf. auch die Nebenwirkungen des entsprechenden Präparates genau wahrnehmen, um gemeinsam mit Ihrem Arzt das am besten bei Ihnen wirksame Medikament zum Einsatz zu bringen. Ein nebenwirkungsarmer Einsatz dieser wichtigen Medikamente kann nur so gewährleistet werden.

WISSEN

Magenschutz!

Durch die NSAR werden auch Prostaglandine gehemmt, die einen schützenden Effekt auf die Magenschleimhaut haben. Daher wird durch diese Medikamente auch der Schutz der Magenschleimhaut außer Kraft gesetzt. Hier helfen so genannte Magenschutzpräparate:

- Hemmer der Säureproduktion wie Ranitidin, Cimetidin und Famotidin
- Misoprostol (Magenschutzenzym)
- Protonenpumpenhemmer (Blockade der Säureproduktion)

COX-II-Hemmer

Die Cyclooxygenase (COX) ist ein Schlüsselenzym, das an der Bildung der Prostaglandine beteiligt ist. Unterschieden werden COX-I und COX-II. COX-I sorgt zusätzlich auch für den Schutz der Magenschleimhaut. Wird diese gehemmt, leidet also auch der Magen. Hemmt man nur COX-II, wird der Magen geschont!

Bei einer Gruppe von NSAR, den selektiven COX-II-Hemmern konnten nun die unerwünschten Wirkungen im Magen-Darm-Trakt deutlich reduziert werden. Hierzu gehören z. B. Etoricoxib (Arcoxia®) und Celecoxib (Celebrex®).

Auf Grund des Nachweises eines erhöhten Risikos von kardiovasculären Nebenwirkungen, wie z.B. dem Auftreten eines Herzinfarkts bei der Langzeitanwendung von selektiven COX II Hemmern, gab es eine große Diskussion über das »Nutzen – Risiko« Verhältnis beim Einsatz selektiver COX II-Hemmer zur Schmerzlinderung. Generell sollte man wegen der kardialen Nebenwirkungen die selektiven COX-II-Hemmer nicht verteufeln. Ihr Einsatz zur Schmerzlinderung kann z. B. nach schweren gastrointestinalen (z.B. wie der Bildung eines blutenden Magengeschwürs) durch herkömmliche NSAR nach Ausschluss anderer Kontraindikationen sehr sinnvoll sein.

WICHTIG

Bis vor Kurzem gab es zwei weitere COX-II Hemmer, die auf Grund von Nebenwirkungen vom Markt genommen wurden (Rofecoxib – Vioxx® und Valdecoxib-Bextra®). Bei den genannten unerwünschten Wirkungen handelte es sich zum einen um ein erhöhtes Risiko für das Auftreten von kardialen Erkrankungen (speziell: Herzinfarkt) und zum anderen um das Auftreten von Hautveränderungen.

Erfolgt vor dem Einsatz von selektiven Cox -II -Hemmern eine Risikoeinschätzung und kommt Ihr behandelnder Arzt nachfolgend zu dem Schluss, dass der Einsatz der Medikamente bei Ihnen sinnvoll ist, spricht nichts gegen den Einsatz diese Medikamentenklasse.

WISSEN

COX I und COX II Hemmung

Auch die herkömmlichen NSAR hemmen neben der COX-I die COX-II.

- Überwiegend COX–I Hemmung: z.B. durch Acetylsalicylsäure, Naproxen oder Indometacin
- Ausgeglichene Hemmung von COX-I und COX-II: z.B. durch Diclofenac und Ibuprofen
- Stärkere COX-II als COX-I Hemmung: z.B. durch Meloxicam

Kombinationstherapien helfen!

Schon in den ersten Jahren der rheumatischen Erkrankung können nicht mehr rückgängig zu machende Gelenkschäden auftreten. Daher ist ein frühzeitiger Therapiebeginn sinnvoll.

- Bei mildem Krankheitsverlauf beginnt man mit einer Monotherapie mit einem einzigen Basistherapeutikum (siehe S. 69).
- Bei aggressivem Krankheitsverlauf erfolgt meist eine Kombinationstherapie mit zwei bis drei Basistherapeutika, z. B. Methotrexat, Hydroxychloroquin und Sulfasalazin. Die Erfahrung zeigt, dass diese Kombinationen sehr gut wirken, da sich die einzelnen Wirkstoffe in ihrer Wirkung gut ergänzen.

In Studien konnte die Krankheit bei mehr als der Hälfte der Behandelten mit einer Kombinationstherapie vollständig unter Kontrolle gebracht werden, während dies unter Therapie mit einem einzelnen Basistherapeutikum nur unter 50 % der Fall war. Hoffnungsvoll sind darüber hinaus Erfolge einer Kombination von TNF-α-Blockern (z. B. Infliximab, Etanercept, siehe S. 77, 78) und Methotrexat (siehe S. 74), die neben einer sehr guten klinischen Verbesserung auch das Fortschreiten der Gelenkzerstörung aufzuhalten scheint.

Zum jetzigen Zeitpunkt existieren keine einheitlichen Therapiestrategien für die rheumatoide Arthritis. Bei der Auswahl des geeigneten Basistherapeutikums bzw. der besten Basistherapeutika-Kombination spielt der jeweils erzielte Krankheitsaktivitätszustand eine große Rolle. So wird in gewissen Zeitabständen in der Regel alle viertel Jahre der so genannte DAS (ein spezieller Krankheitsaktivitäts-Score für die rheumatoide Arthritis) erfasst. In die Beurteilung fließen neben den Gelenkschmerzen und -schwellungen die Entzündungsparameter und die subjektiv empfundene Krankheitsaktivität ein. Allgemein werden in diesem Score 28 Gelenke betrachtet, daher auch der Name DAS 28.

Sollte es nun unter einer neu eingeleiteten Basistherapie nicht zu einer deutlichen Abnahme des DAS 28 kommen, erfolgt eine Umstellung der Therapie oder aber eine Intensivierung im Sinne einer Kombinationstherapie.

Als Beispiele für Medikamente die häufig als Monotherapie zum Zeitpunkt des Therapiebeginns eingesetzt werden sind

- Methotrexat,
- Leflunomid,

- Azulfidine,
- Gold und
- Hydoxychloroquin zu nennen.

Beispiele für Kombinationen verschiedener Basistherapeutika, bei denen eine gute Wirksamkeit gezeigt werden konnte, sind z. B.
- Methotrexat und Azulfidine,
- Methotrexat und Azulfidine und Quensyl,
- Methotrexat und Leflunomid,
- Methotrexat und TNF-alpha Blocker sowie
- Methotrexat und Anakinra.

TIPP

Führen Sie ein Patiententagebuch

Das Führen eines Patiententagebuches ist sehr hilfreich für die Beurteilung der bisherigen und die Planung der kommenden Therapiestrategien. In ein solches Buch sollten eingetragen werden:
- bereits eingenommen Basistherapeutika,
- Schmerzmittel,
- Kortisonpräparate und
- pflanzliche Medikamente.

Zu jedem einzelnen Präparat sollte
- die Therapiedauer,
- die Wirksamkeit und ggf.
- die aufgetretenen Nebenwirkungen notiert werden.

Diese Patiententagebücher, z.T. auch als Medikamentenpässe oder Rheumapässe bezeichnet, gibt es als entsprechend vorgefertigte Hefte, die Sie bei Ihrem behandelnden Arzt/Rheumatologen erhalten können.

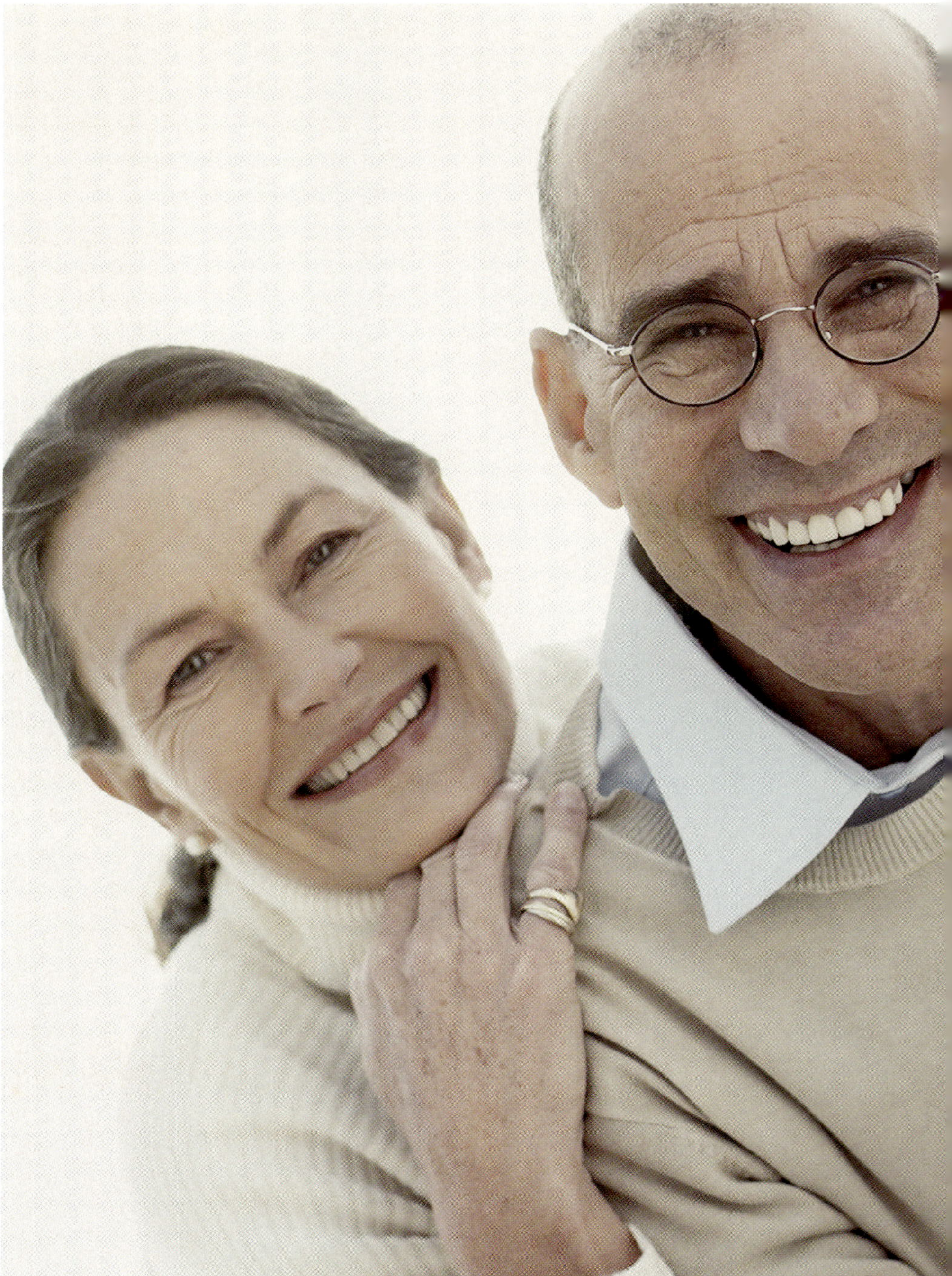

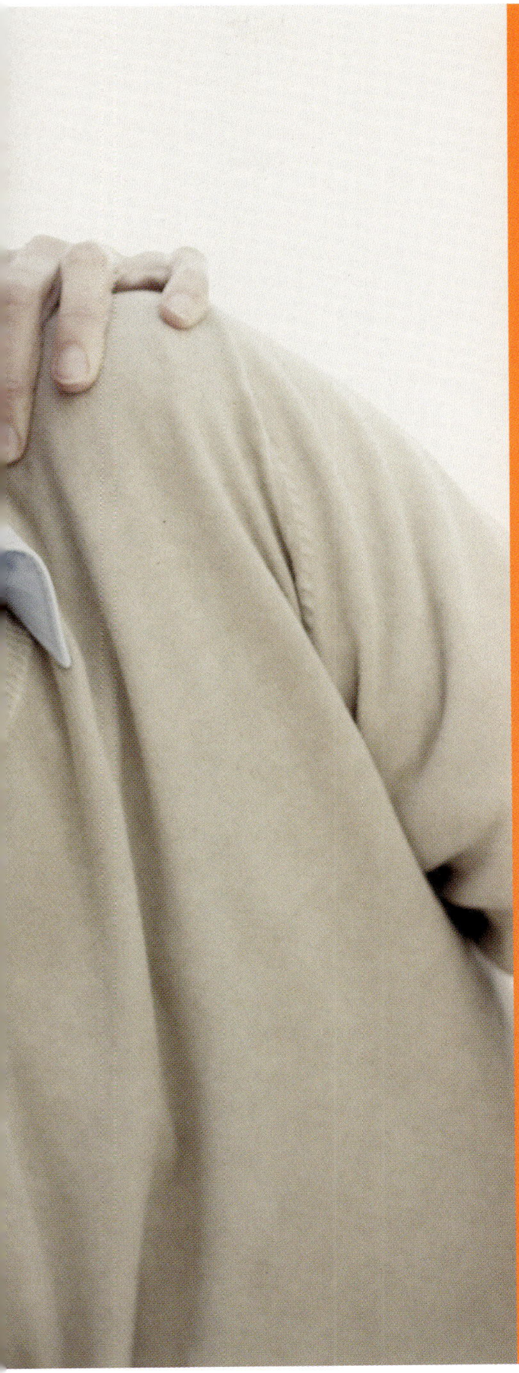

Nicht medikamentöse Therapiemöglichkeiten

Neben der unumgänglichen medikamentösen Therapie gibt es eine Reihe weiterer Maßnahmen, die einen hohen Stellenwert in der Behandlung des Rheumas haben. Die Auswahl ist groß.

Informieren Sie sich!

Das Angebot der Maßnahmen, die ergänzend zur medikamentösen Behandlung in der Rheumatherapie angewendet werden, ist groß. Es ist jedoch nicht ausreichend, diese Maßnahmen nur bei einem Krankenhausaufenthalt oder einmal wöchentlich beim Besuch eines Physiotherapeuten durchzuführen. Die regelmäßige Durchführung physiotherapeutischer Maßnahmen ist von großer Bedeutung. Da Vieles selbstständig auch gut zu Hause durchführbar ist, ist nach fachgerechter Einleitung in die verschiedenen Übungen und Anwendungen eine häusliche regelmäßige Fortsetzung sehr hilfreich. So können Sie helfen, Schmerzen zu lindern, Gelenkversteifungen und Muskelschwund zu vermeiden und Ihre Beweglichkeit zu erhalten.

WICHTIG

Werden Sie selbst aktiv!

Auch wenn es schwer fällt, die aktiven Maßnahmen, bei denen nicht der Therapeut, sondern Sie als Patient selber etwas tun müssen, durchzuhalten, sind sie von besonders großer Wichtigkeit für den Krankheitsverlauf!

Eine Reihe von Verfahren wie

- physikalische und elektrotherapeutische Methoden (s. Seite 94),
- ergotherapeutische Methoden (s. Seite106),
- physiotherapeutische oder auch
- in Ausnahmefällen chirugische Maßnahmen (s. Seite 125)

werden oft in der Kombination mit den medikamentösen Therapien angewendet und daher auch als additive Therapiemöglichkeiten bezeichnet.

Pflanzliche, medikamentöse Behandlungsmaßnahmen (s. Seite 127) und die so genannten Naturheilverfahren wie z. B. die Bachblütentherapie und die Homöopathie (s. Seite 132) gehören nicht zur klassischen Schulmedizin und werden daher auch als »alternative« Verfahren bezeichnet, die jedoch im Sinne einer additiven Therapie angewandt auch hilfreich sein können. In Deutschland wird eine Vielzahl von so genannten Naturheilverfahren angeboten. Diese Heilverfahren muss man unterscheiden in

- klassische Verfahren, da deren Nutzen bewiesen,

WISSEN

Sind alternative Behandlungsverfahren sinnvoll?

Alternative Behandlungsverfahren sind in der Regel Arzneimittel oder Verfahren, die nicht den Therapieansätzen der wissenschaftlichen (»Schulmedizin«) Medizin entsprechen. Sie werden auch als so genannte unkonventionelle Behandlungsverfahren bezeichnet. 40 – 60 % der Patienten, die von einer chronischen Erkrankung (nicht nur rheumatische Erkrankungen) betroffen sind, nutzen diese Verfahren. Zu den ab- und ausleitenden Verfahren zählen z.B. der Aderlass, das Schröpfen und auch das Ansetzen von Blutegeln. Als weitere Verfahren sind nennenswert: Akupunktur, Gelatinetherapie, Eigenbluttherapie, Homöopathie, Kupferarmreif, Magnetfeldtherapie, Laserbestrahlung, Neuraltherapie und die Zelltherapie.

- unkonventionelle Verfahren, da ihr Nutzen wissenschaftlich nicht belegt ist und
- abzulehnende Verfahren, da sie keinen Nutzen, jedoch großen Schaden anrichten können

Nachfolgend sollen die wichtigsten dieser Maßnahmen, die nachweislich einen entzündungshemmenden und/oder schmerzlindernden Effekt besitzen und deren Nutzen teilweise nachgewiesen werden konnte, vorgestellt werden. Besprechen Sie selber mit Ihrem Arzt, was für Sie geeignet wäre oder probieren Sie einfach aus, was Ihnen gut tut.

Verfahren	Anwendung	Anmerkung
Akupunktur	Schmerzlinderung	vorhanden, Wirkung unklar
Blutegel	bei Gelenkschwellung	Achtung Infektionsgefahr!
Gelatine	degenerative Gelenkerkrankungen	Wirkung nicht erwiesen
Eigenbluttherapie	degenerative Gelenkerkrankungen	Wirksamkeit nicht erwiesen
Homöopathie	funktionelle Störungen	siehe S. 132
Kupferarmreif	entzündliche Gelenkerkrankungen	Wirksamkeit nicht geprüft
Magnetfeldtherapie	alle Gelenkerkrankungen	Wirksamkeit nicht erwiesen
Laserbestrahlung	Schmerzlinderung bei entz. Gelenkerkrankung	Wirksamkeit nicht eindeutig erwiesen
Neuraltherapie	Schmerzlinderung	Wirksamkeit nicht erwiesen
Frisch-Zelltherapie	nicht mehr angewandt	lebensbedrohliche Nebenwirkungen

Physikalische Maßnahmen

Die physikalischen Anwendungen stellen eine grundlegende Säule in der Behandlung der rheumatoiden Arthritis dar. Sie umfassen Kälte- und Wärmebehandlungen sowie, in Abhängigkeit von der Krankheitsaktivität, auch Stromanwendungen, Bäder und Massagen.
Sie alle haben folgende Ziele:

- Schmerzlinderung
- Funktionsverbesserung
- Verringerung entzündlich bedingter Schwellungen
- Regulation des Muskeltonus
- Verbesserung der Muskelkraft
- Hemmung der lokalen Entzündung
- Verbesserung des Allgemeinzustandes (Schlaf, Atmung)

Die Auswahl der richtigen Methode ist abhängig vom jeweiligen Befund.

WICHTIG

Allgemein gilt der Grundsatz: Bei akuten Gelenkentzündungen hilft Kälte, bei chronischen Wärme.

Kälte – Die schnelle Hilfe im Akutfall

Kälte eignet sich besonders zur akuten Behandlung der rheumatoiden Arthritis oder anderer entzündlich bedingter Gelenkbeschwerden, bei Sportverletzungen oder aber auch bei aktivierter Arthrose.

Durch die Kälteanwendungen ziehen sich die Gefäße zusammen. Daraus resultiert ein Rückgang der entzündlich bedingten Schwellung. Zusätzlich kommt es zu einer Verminderung der Schmerzwahrnehmung, da die Nervenfasern, die für die Reizweiterleitung der Kälte verantwortlich sind, schneller leiten als die, die für die Schmerzübertragung zum Gehirn verantwortlich sind. So kommt es, dass an stark unterkühlten Körperregionen weder Kälte noch Schmerzen wahrgenommen werden.

Kurz dauernde Kältereize führen allerdings zu einer reflektorischen Überwärmung des entsprechenden Areals. Daher ist eine Mindestkühldauer von 10 min einzuhalten.

Kälteanwendungen kann man

- mit kaltem Wasser (12–15 °C) z. B. als Arm- oder Fußbad, Guss oder Waschung

WICHTIG

Ein ernstes Risiko der Kälteanwendung besteht bei der Anwendung fertiger Kältepackungen, die zu lokalen Erfrierungen der Haut führen können. Legen Sie daher stets ein Handtuch o. Ä. auf die Haut, um Kälteschäden an der Haut zu verhindern.

PRAXISTIPP

So bereiten Sie eine Quarkpackung

Für die Zubereitung einer Quarkpackung sollten Sie einen Wegwerfwaschlappen benutzen. Füllen Sie diesen mit 1–2 Esslöffeln Quark aus dem Kühlschrank und drücken Sie sanft auf das betreffende Gelenk. Da der Quark einen säuerlichen Geruch verbreitet, sollten Sie zum Schutz der restlichen Kleidung darüber ein trockenes Handtuch legen.

Nach ca. 10 Minuten ist der Quark langsam erwärmt. Nun können Sie den Waschlappen wenden. Nach weiteren 10 Minuten können Sie den Waschlappen in Alufolie einwickeln und im Kühlschrank erneut kühlen. So können Sie ihn mehrfach an einem Tag benutzen.

- Gelpackungen (Coolpacks)
- Eiseinreibungen
- Quarkpackungen (siehe Kasten)
- Algenschlickeverbänden oder auch
- mit Kaltluftgeräten (Hydrojet) durchführen.

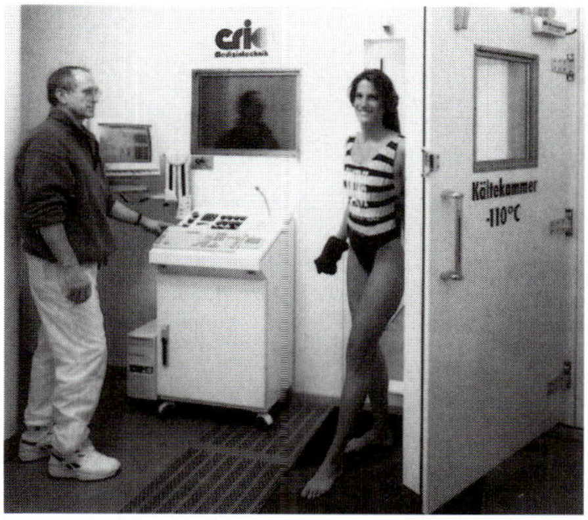

Ein Aufenthalt in der Kältekammer kann den Entzündungsprozess bremsen – zumindest vorübergehend.

Kälteanwendungen sollten nicht durchgeführt werden,

- wenn der Patient im Vorfeld bereits vollständig unterkühlt ist,
- wenn bestimmte Infektionserkrankungen oder
- schwere Herzkreislauferkrankungen bestehen.

In einer **Kältekammer** wird der ganze Körper einem extremen Kältereiz (–60 °C bis –120 °C) für 1–3 Minuten ausgesetzt. Der Patient ist bei dieser Prozedur lediglich mit Badebekleidung, Strümpfen, Handschuhen und einem Mundschutz bekleidet. Durch die Kälte kommt es zu Blockade von Schmerzsensoren. Dies führt dann zur Schmerzreduktion. Auch begleitende Veränderungen auf den kompletten Stoffwechsel durch die Kälte sollen Einflüsse auf die Schmerzlinderung haben.

Wärme hilft bei chronischen nicht akut entzündlichen rheumatischen Zuständen

Wärme führt zu einer Erweiterung der Blutgefäße, regt den Stoffwechsel an und führt zu einer muskelentspannenden Wirkung. Die Wärmereize werden über Nervenenden zum Schmerzzentrum weitergeleitet und können dort das Schmerzempfinden senken.

Wärme kann mittels

- Infrarotlichtbestrahlung
- warmer Tücher,
- warme Wickel,
- Sitzbäder und Vollbäder (Balneotherapie, s. Seite 97)
- Packungen (Moor, Erde, Pelose) oder
- Saunagänge

appliziert werden. Als Nebenwirkungen leichterer Art können ein geröteter Kopf oder auch starkes Schwitzen auftreten. Andere Symptome wie Kopfschmerzen und Brechreiz sollten jedoch zur Beendung der Wärmeanwendung führen.

Wärme hat eine ganze Reihe von positiven Effekten:

- Steigerung der Durchblutung
- Steigerung des Stoffwechsels
- Muskelentspannung
- bessere Dehnbarkeit des Bindegewebes
- Anhebung der Schmerzschwelle

Wärmeanwendungen sind nicht geeignet bei Personen mit akuten Entzündungen oder Lymphstauungen.

PRAXISTIPP

Wärme zu Hause

Eine Fülle von Möglichkeiten der Wärmeanwendung können sie auch daheim anwenden:

- Für den häuslichen Gebrauch ist ein gemütliches Wannenbad in ruhiger Umgebung ggf. mit entspannender Musik empfehlenswert.
- Für lokale Wärmeanwendungen sind Kirschkernkissen, die sich in der Mikrowelle oder auch im Backofen problemlos aufheizen lassen, sehr geeignet. Auch die gute alte, mit heißem Wasser gefüllte Wärmflasche kann hier noch optimale Dienste leisten.

WICHTIG

Aufgepasst! Vor der Wärmeanwendung sollten Sie immer nochmals die Hitze testen, um Verbrennungen zu vermeiden!!

Bäder

Ein begleitender Behandlungsweg rheumatischer Erkrankungen sind die wohltuenden Bäder. Üblicherweise werden Natrium-Chlorid-Solen, Schwefelsolen und Radonbäder in Kurorten angeboten. Im Bewegungs- und Schwimmbad liegt die Natrium-Chlorid-Konzentration meist zwischen 2 % bis 5 %, im Wannenbad zwischen 2 % und 9 %. Die Temperatur im Solebewegungsbad liegt zwischen 30° und 34°, im Wannenbad meist 37°. In vielen Kurorten wird bei Rheuma eine Soletherapie mit einer Peloidtherapie (Moor-, Schlammpackungen) kombiniert eingesetzt. Schwefelbäder wirken sehr intensiv und lösen starke Reaktionen aus. Sie werden vor allem bei rheumatischer Arthritis eingesetzt.

Der heilende Effekt der Bäder wird der Beeinflussung von Regulationsstörun-

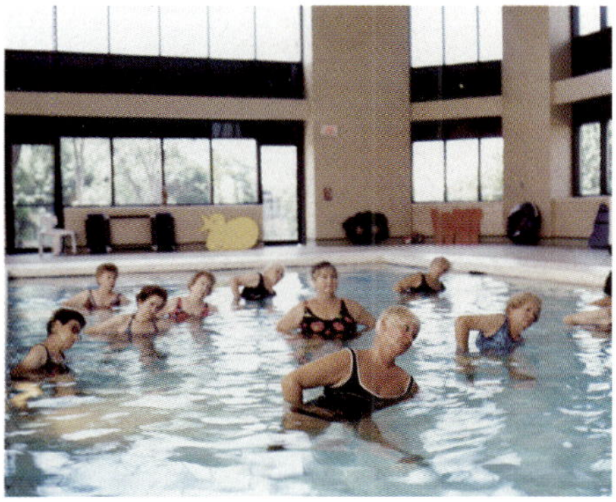

Bewegung in speziellen Bädern tut gut.

WISSEN

Warme Bäder dürfen außerdem nicht angewandt werden bei:

- arteriellen und venösen Durchblutungsstörungen
- Ödemen
- Blutungen und erhöhter Blutungsneigung
- Tumorerkrankungen, frischem Bandscheibenvorfall
- schweren Allgemeinerkrankungen
- schweren Herz- und Kreislauferkrankungen

WICHTIG

Bei entzündlich-rheumatischen Erkrankungen dürfen Sie Bäder nur außerhalb akuter Schübe anwenden.

PRAXISTIPP

Genießen Sie zu Hause ein Bad!

Moorpackungen, Moorbäder oder auch Schwefelbäder werden gerne bei Kuraufenthalten angewendet. Mittlerweile kann man diese aber auch im häuslichen Umfeld durchführen. Informieren Sie sich in Ihrer Apotheke.

gen zugeschrieben, wie sie zum Beispiel bei akuten rheumatischen Erkrankungen vorliegen. Einen Einfluss auf derartige Regulationsstörungen hat die Hautdurchblutung, die durch Solebäder verstärkt wird. Dadurch werden Stoffwechselendprodukte schneller abtransportiert und entzündungshemmende Stoffe gelangen besser an den Ort der Entzündung.

Elektrotherapie

Das Wirkprinzip der Elektrotherapie beruht auf der stimulierenden Wirkung elektrischen Stroms, der die Muskulatur lockert, die Durchblutung anregt und Schmerzen lindert. Dieser Effekt wird bei rheumatoider Arthritis, aber auch vielen anderen schmerzbedingten muskulären und Gelenkbeschwerden angewandt.

WISSEN

Wer darf keine Elektrotherapie erhalten?

- Patienten mit Herzschrittmachern
- Endoprothesenträgern am Ort der Endoprothese (z. B. an der Knieendoprothese, Hüftendoprothese)
- Patienten mit einer akuten Entzündung (z. B. auch bei einem aktivierten Rheumaschub)
- Patienten mit lokalen Entzündungen am Schmerzort

Massage

Die ersten Nachweise der Heilmassage stammen aus China, wo sie vor viereinhalbtausend Jahren niedergeschrieben wurden. Berührung gehört mit Sicherheit zu den ältesten Heilformen. Jeder weiß aus eigener Erfahrung, dass man eine schmerzende Stelle anfasst, reibt oder drückt, um den Schmerz zu unterdrücken. Das Wirkprinzip ist bis heute ungeklärt. Trotzdem wird die Wirkung der Massagen auf diese Erfahrungen

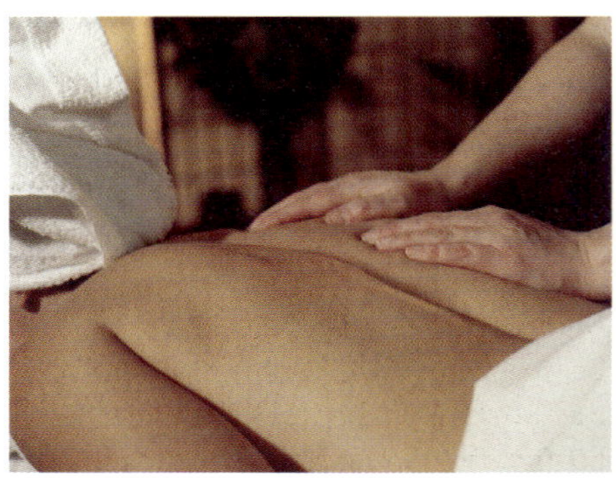

Gönnen Sie sich eine wohltuende Massage

zurückgeführt. Es gibt eine Vielzahl von verschiedenen Massagen. Für zwei Methoden konnte eine Wirkung nachgewiesen werden – die klassische Massage und die Reflexzonenmassage.

Die klassische Massage. Durch die klassische Massage werden Nervenendigungen in der Haut aktiviert. Durch die Fortleitung dieser Massageempfindung ins Gehirn kommt es zur Ausschüttung von Endorphinen, das sind körpereigene schmerzlindernde Hormone. Generell werden durch den Reiz der Massage Selbstheilungskräfte des Körpers aktiviert. In direkter Umgebung des massierten Gewebes kommt es zu einer Durchblutungsförderung, der Lymphfluss und die lokale Gewebehormonproduktion werden gefördert und Muskelverspannungen können reguliert werden. Auch auf das Immunsystem soll die Massage einen positiven Einfluss haben. Bei hohem Fieber, schweren Herzerkrankungen, z. B. akutem Herzinfarkt, Thrombosegefahr, bestimmten Hauterkrankungen und verschiedenen anderen Erkrankungen darf die Massage nicht angewandt werden.

Der Massageerfolg ist nicht nur vom Masseur abhängig. Eine ruhige, entspannte Umgebung ist für den Therapieerfolg unumgänglich. Auch die eigene Konzentration und Entspannung dürfen nicht unterschätzt werden. In der Rheumatologie werden Massagen bei chronischen Schmerzen, die keine akute entzündliche Aktivität besitzen, angewendet. Die gesetzlichen Krankenkassen übernehmen die Kosten hierfür jedoch nicht.

Reflexzonenmassage. Bei dieser Art der Massage bedient man sich so genannter Reflexzonen in der Körperperipherie (bestimmte Hautareale), die über viszerokutane Reflexe mit inneren Organen oder Strukturen assoziiert sind. Im Rahmen der Reflexzonenmassage werden verschiedene Massagetechniken angewandt. Für die Behandlung rheumatischer Gelenk- oder auch muskulärer Beschwerden werden die Bindegwebsmassage und die Fußreflexzonenmassage genutzt.

Die **Bindegewebsmassage** ist eine Massagetechnik, die durch Auslösen von Zugreizen am Unterhautfettgewebe über einen Reflexbogen, der eine Verbindung zwischen der Haut und dem Körperinneren bildet, zu einer Wirkung führt. Es werden Haut-, Unterhaut- und Faszientechniken genutzt. Angewandt wird sie bei chronischen Rückenschmerzen, chronischen Gelenkschmerzen, aber auch anderen Erkrankungen innerer Organe.

Die **Fußreflexzonenmassage** zählt zu den Umstimmungs- und Ordnungstherapien und versucht die körpereigene Regenerationskraft zu nutzen. Hierbei werden bestimmte Grifftechniken genutzt, die zu einer verbesserten Durchblutung der entsprechenden Areale und einer nachfolgenden »Ordnung« führen. Anwendung findet diese Massageart bei chronischen Gelenk- und Muskelbeschwerden. Kontraindikationen stellen wie auch bei den anderen Massageverfahren Entzündungen, Thrombosen, Risikoschwangerschaft, akute (entzündliche) rheumatische Beschwerden, fieberhafte Infekte und andere ernstere Erkrankungen dar.

WISSEN

Der psychologische Effekt

Die Wirkung der Massage beruht auch auf psychologischen Effekten. Der Patient baut zu seinem Therapeuten eine intensive Beziehung auf. Dem Therapeuten, der mit seinen Händen den Schmerz sucht und dort versucht, ihn zu beseitigen, wird ein großes Vertrauen entgegengebracht – unter Umständen sogar ein größeres als dem behandelnden Arzt, der am Schreibtisch sitzt und ein Rezept ausstellt. Dieses Vertrauen wächst noch weiter, wenn der Therapeut erklärt, was und warum er gerade etwas tut.

Bleiben Sie beweglich

Gerade bei chronischen Gelenkbeschwerden, die mit ständigen schleichenden Schmerzen einhergehen, ist man versucht, Bewegungen zu vermeiden, die zu einer Verstärkung der Schmerzen führen. Dies ist jedoch ein Trugschluss. Weniger Bewegung kann rasch zur Versteifung bzw. Bewegungseinschränkung einzelner Gelenke führen. Dies wiederum kann eigenständig zu Schmerzen führen und verstärkt somit die vorbestehenden, durch die rheumatische Erkrankung verursachten Schmerzen. Eine kontinuierliche leichte Bewegung aller Gelenke hält diesen Prozess auf und kann zusätzlich zu einer generellen Schmerzlinderung führen. Es gilt: »Wer rastet, der rostet!!« Und gerade dies soll bei rheumatischen Erkrankungen des Bewegungsapparates vermieden werden.

Treiben Sie Sport

Der oberste Grundsatz lautet hier: Alles, was Ihnen Spaß macht, sowie Freude und Wohlbefinden verursacht, ist erlaubt. Denn das ist Lebensqualität.

Können Sie geliebte Hobbys oder Sportarten nicht mehr ausführen, so bedeutet das natürlich eine deutliche Einschränkung der Lebensqualität und führt oft zu einer depressiven Stimmungslage. Dies wiederum bedingt oft auch eine Verschlechterung der Erkrankung. Darum nutzen Sie die neue Lebenssituation, um neue Hobbys, Betätigungsfelder und Sportarten für sich zu entdecken. Machen Sie Dinge, an die Sie bisher nicht im Traum gedacht hätten, dass Sie dazu fähig wären. Anregungen findet man dazu in Volkshochschulen, Clubs oder Vereinen. Auch die regionale Rheuma-LIGA kann individuell beraten. Ein neues Hobby, aber auch eine ehrenamtliche Tätigkeit, führen zu Zufriedenheit, gesteigertem Selbstwertgefühl und einer besseren Lebensqualität, was wiederum positiv auf die Erkrankung wirkt.

WICHTIG

In akuten Schubphasen sollten Sie mit einer sportlichen Betätigung vorsichtig sein.

WISSEN

Empfehlenswerte Sportarten:

- Schwimmen (vor allem auf dem Rücken)
- Wandern (je nach Gelenkbefall)
- Rad fahren (in der Ebene)
- Langlauf
- Walking
- Wassergymnastik, Aquajogging
- Tanzen

Nicht empfehlenswerte Sportarten:

- Sportarten mit hohem Verletzungsrisiko (z. B. Squash)
- Sportarten mit einseitiger Belastung (z. B. Tennis)
- Sportarten mit extremer Dauerbelastung (z. B. Marathon)

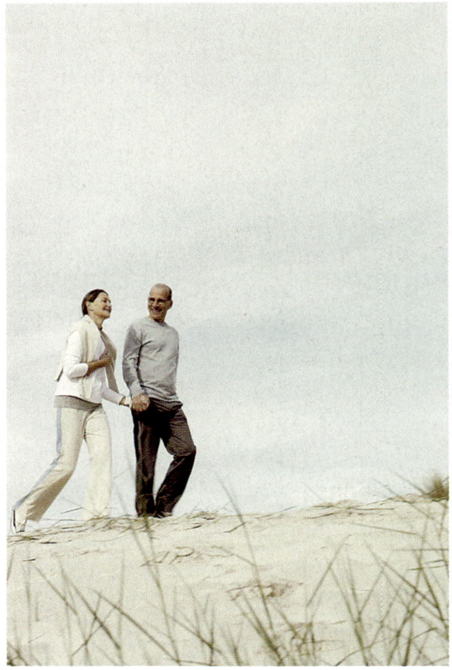

Bleiben Sie beweglich.

Physiotherapie mit Krankengymnastik

Die Krankengymnastik ist ein »Muss« in der Rheumatherapie! Sie

- dient der Vorbeugung, z. B von Bewegungseinschränkungen, Gelenkversteifungen und Fehlstellungen,
- dient der Vermeidung von Ausweichbewegungen und ungünstigen Bewegungsmustern,
- versucht eine Korrektur bereits eingetretener Veränderungen mit dem Ziel der Wiederherstellung der normalen Verhältnisse und
- übt möglichst günstige Kompensationen ein, wenn die ursprüngliche Beweglichkeit nicht mehr erreicht werden kann.

Eine frühzeitige und konsequente Therapie erzielt deutliche Funktionsverbesserungen, denn die Muskulatur dient nicht nur der Bewegung der Gelenke, sondern auch ihrer Stabilität. In Einzelgymnastikstunden werden gezielt verloren gegangene Bewegungsmöglichkeiten wieder erarbeitet und eingeübt. In einer Gruppe wird die Freude an der Bewegung durch den Einsatz spielerischer und sportlicher Elemente wiederentdeckt und gefördert.

Ob und wenn ja welches Verfahren angewendet werden kann, wird in enger Zusammenarbeit mit den Rheumatologen, Ärtzen für physikalische Therapie und den Orthopäden diskutiert, da die verschiedenen Erkrankungen, die entsprechende Medikation und der aktuelle Gesundheitszustand in die Therapieentscheidung einfließen müssen.

Viele Kurkliniken bieten Patientenschulungen für die unterschiedlichen Problembereiche wie z. B. Füße, Hände, Wirbelsäule an. Auch komplexere Schulungsprogramme für Patienten mit rheumatoider Arthritis in fortgeschrittenem Stadium oder Morbus Bechterew werden durchgeführt.

Ihr Arzt kann Sie beraten!

WISSEN

Ablauf der Krankengymnastik:

- In der Akutphase: schmerzfreie Lagerung, die Kontrakturen und Fehlstellungen entgegenwirkt
- Es folgen passive Bewegungsübungen und Lagerungen (z. B. im Schlingentisch) als Vorbereitung aktiver Bewegungen
- Aktive Bewegungsübungen nutzen die vorhandenen Bewegungsmöglichkeiten und versuchen eine Erweiterung derselben

Übungen zur Unterstützung der Gelenke und der Rückenmuskulatur

Die nachfolgend aufgeführten Übungen stellen Beispiele dar, die jedoch nur angewandt werden sollten, wenn sie nicht zu einer drastischen Schmerzverstärkung führen.

1. Beweglichkeit und Stärkung der Hüftgelenke und Kniegelenke

Ausgangslage: bequeme Rückenlage.

- Das rechte Bein anwinkeln, das linke Bein gestreckt in die Höhe heben und solange wie möglich halten. Langsam das Bein senken und nachfolgend Seitenwechsel. Übung beidseits 5–10-mal wiederholen.
- Winkeln Sie nun das rechte Bein an, das linke Bein lassen Sie gestreckt auf dem Boden liegen; nun das linke Bein anwinkeln und das Knie soweit wie möglich bis zum Bauch ziehen und nachfolgend wieder strecken; Übung beidseits 5–10-mal wiederholen.

Am besten nehmen Sie eine etwas dickere Wolldecke als Unterlage. Führen Sie die Übungen nicht im Bett auf einer weichen Matratze durch, da dies keinen ausreichenden Widerhalt für den Rücken bietet.

2. Weitere Übung zur Kräftigung und Beweglichkeit der Hüft- und Kniegelenke

Ausgangslage: bequeme Rückenlage.

- Beine anziehen und in der Luft »Fahrrad fahren« (ca. 30 sec.). Nachfolgend Beine langsam gestreckt wieder ablegen und ausruhen. Übung 5–10-mal wiederholen.

3. Schultergelenke

Ausgangslage: Seitlage, bei der das untere Knie leicht angewinkelt und das obere Bein gestreckt sein sollte. Auch hier sollte die Ausgangsposition für Sie bequem sein.

- Den Kopf auf den unteren Arm legen. Den oberen Arm gestreckt auf die Hüfte legen. Den oberen Arm nun gestreckt über den Kopf führen und dann zur Ausgangsposition zurückkehren. Übung 5–10-mal wiederholen, nachfolgend Seitenwechsel.

Sollte Ihnen die Seitenlage nicht möglich sein, kann auch eine Übung im Stehen durchgeführt werden.

- Stehen Sie gerade, Füße in einem Abstand von ca. 10–20 cm parallel zueinander. Arme beidseits in einem Winkel von 90° in Bezug auf den Oberkörper gestreckt halten. Nun langsame kleine Kreisbewegungen durchführen. Kreisende Bewegungen immer mehr vergrößern, dann wieder kleinere Kreisbewegungen und Arme zum Ausruhen herabhängen lassen. Übung 5–10-mal wiederholen.

4. Fingergelenke

Für die Fingergelenke wäre Klavierspielen eine ideale Gymnastik: Da dies nicht jeder kann, können alternativ Knetbewegungen im warmen Wasser (Waschbecken) oder in einem warmen trockenen Linsenbad durchgeführt werden. Hierfür werden trockene Linsen in eine Schüssel gefüllt und im Backofen bis zu einer angenehmen Temperatur aufgewärmt. In diesen erwärmten Linsen können Sie gut Knetübungen durchführen.

5. Übung zur Kräftigung der Wirbelsäulenmuskulatur

Ausgangsposition: Vierfüßlerstand (den Oberkörper mit den Händen oder den Unterarmen abstützen, wobei die Knie die Matte berühren)

- Nun das rechte Bein strecken, die Zehen berühren den Boden. Nachfolgend das gestreckte Bein soweit wie möglich, jedoch nicht über das Rückenniveau hinaus anheben.
- Dann gleiche Übung mit dem linken Bein wiederholen. Zur Entlastung der Gelenke kann die Übung auch in der Bauchlage ausgeführt werden. Übung 5–10-mal wiederholen.

6. Übung zur Kräftigung der Wirbelsäulenmuskulatur

Übung entspricht hinsichtlich der Ausgangsposition und der Beinübung Übung 5. Zusätzlich wird jeweils der diagonale Arm (also rechter Arm und linkes Bein und umgekehrt) nach vorn gestreckt. Der Arm sollte nicht über das Kopfniveau hinaus gehoben werden. Position jeweils 30 sec. halten und nachfolgend Seite wechseln. Übung: 5–10-mal wiederholen.

7. Empfehlung

Diese Übungen sind nur Übungsvorschläge. Sie sind längst nicht für jeden Betroffenen geeignet. Es sollten nur die Übungen durchgeführt werden, die nicht mit einer massiven Schmerzzunahme einhergehen. Empfehlenswert ist die Konsultation einer Physiotherapeutin, die Ihnen Übungen zeigt, die bei Ihrem speziellen Gelenkbefall bzw. bei Ihren speziellen Beeinträchtigungen sinnvoll sind.

8. Allgemeine Entlastung der Wirbelsäule und der Gelenke

Sie sollten den gesamten Tag auf einen aufrechten Gang und auf ein aufrechtes Sitzen achten, da dies sowohl die Gelenke als auch die Wirbelsäule entlastet.

Ergotherapie

Neben krankengymnastischen Übungen können ergotherapeutische Maßnahmen zu deutlicher Schmerzlinderung und Entlastung der Gelenke führen. Die Ergotherapie dient

- der Verbesserung der Beweglichkeit,
- der Funktionserhaltung und
- dem Erhalt bzw. der Wiederherstellung der Selbstständigkeit im Alltag.

Übungen und gezielte Nutzung von Hilfsmitteln helfen, häusliche Tätigkeiten selbstständig, möglichst gelenkschonend auch bei starken Schmerzen durchführen zu können. Begleitend sind gymnastische Übungen unerlässlich, die die Beweglichkeit der Gelenke fördern und trotz der Erkrankung eine Funktionsfähigkeit erhalten.

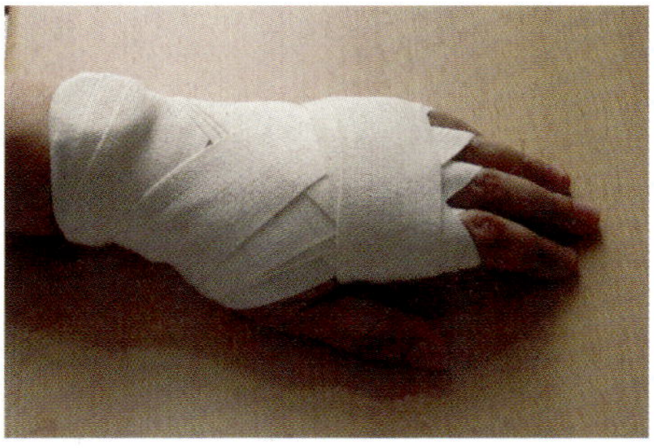

Vainio-Verband, korrigiert eine leichte ellenseitige Abweichung der Finger und unterstützt gleichzeitig das Handgelenk (anzuwenden bei allen Aktivitäten), da es der Verformung der Finger vorbeugt und eine bereits eingetretene Verformung korrigieren kann

Mithilfe einer Reihe ergotherapeutischer Hilfsmittel, Orthesen und Schienen können Sie sich selber unterstützen. Sie können sie bei verschiedenen Tätigkeiten tragen. Sie führen zu einer Schmerzlinderung und Gelenkschonung.

Die ergotherapeutische Vorstellung beinhaltet eine Funktionstestung, speziell zur Beurteilung der Aktivitäten des täglichen Lebens. Mit gezielten Übungen, Analyse des Arbeitsplatzes und der Wohnung, durch Anpassung von Orthesen und Schulungen zum Gelenkschutz wird ein Behandlungsplan erarbeitet, der dem Betroffenen ein nahezu uneingeschränktes Leben ermöglicht.

Zu den Methoden und Techniken der Ergotherapie gehören

- Funktionstestung: In die Testung der Funktion fließen alle Tätigkeiten des täglichen Lebens (Essen, Hygiene,

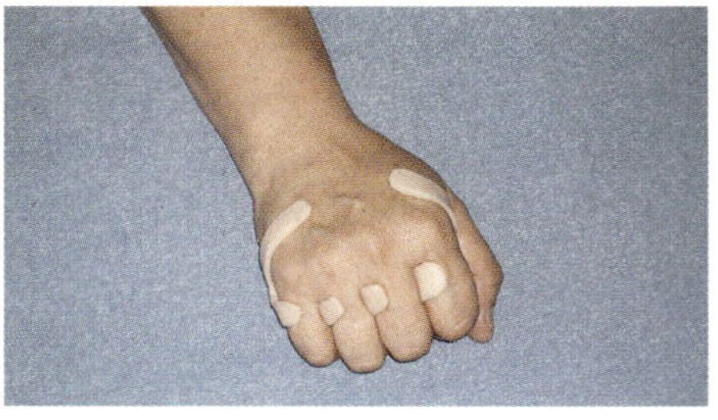

Orthese zur Schmerzlinderung und Korrektur einer ellenseitigen Verschiebung der Finger

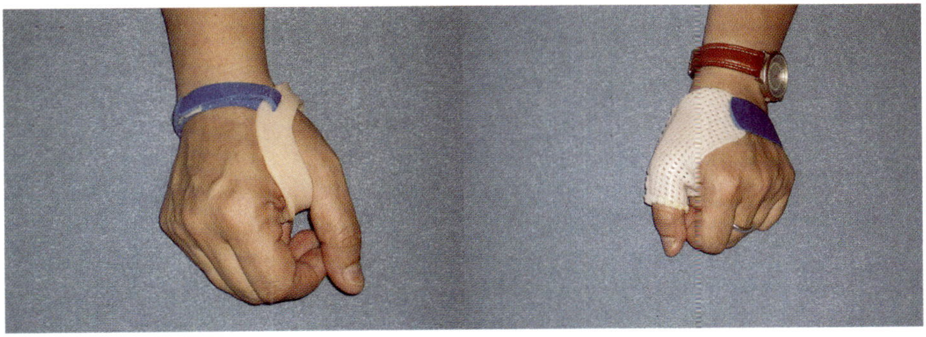

Orthese zur Gelenkschonung und Schmerzlinderung des Daumengrundgelenkes

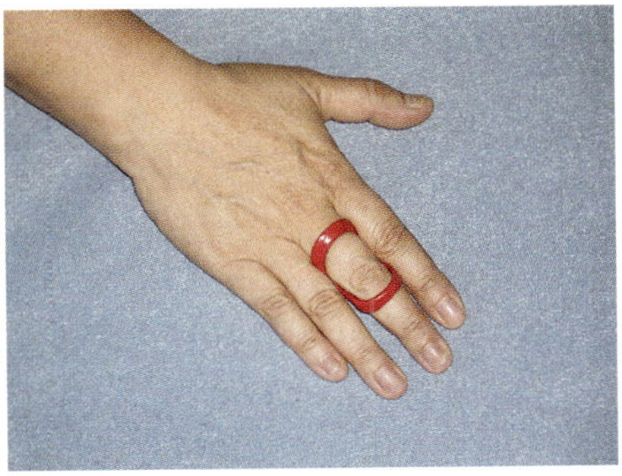

Orthese, anzuwenden bei Fingerdeformitäten bei rheumatoider Arthritis im Sinne einer Schwanenhals- und Knopflochdeformität

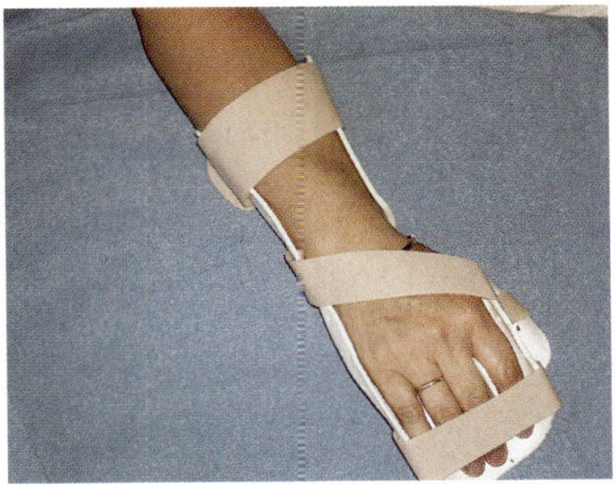

Orthese zur Ruhigstellung des Handgelenkes, Anwendung bei Sehnenscheidenentzündungen

An- u. Auskleiden, Fortbewegung, Haushalt u.a.m.) und des Arbeitslebens ein.

- Funktionelles Training. Beim Funktionstraining werden neben Handarbeiten wie Töpfern und Flechtarbeiten auch Entspannungstechniken genutzt.
- Gelenkschutz. Der Gelenkschutz soll die Betroffenen auf fehlerhafte Körperhaltungen und fehlerhafte Bewegungsmuster aufmerksam machen. Es erfolgt eine Aufklärung über die Anwendung von Hebelgesetzen im täglichen Leben sowie der Nutzung von Hilfsmitteln bei verschiedenen statischen Arbeiten.
- Schienenversorgung. Auf unseren Abbildungen können Sie einige Beispiele für Schienen/Orthesen zur Gelenkentlastung sehen.

Psychologische Betreuung

Die Rheumatherapie mit ihren vielen belastenden Maßnahmen wie regelmäßige Medikamenteneinnahme, Physiotherapie und den verschiedensten physikalischen Maßnahmen belastet viele Patienten. Geduld und Durchhaltevermögen sind wichtig, um einen Erfolg der Therapie zu gewährleisten. Hilfe finden Sie in speziellen Patientenschulungen. Hier können Sie Strategien erlernen, ihre Krankheit zu bewältigen und damit auch eine Verbesserung des Krankheitsverlaufs erreichen. Häufig ist der Besuch einer Selbsthilfegruppe hilfreich. Kontakte erhalten Sie z. B. über die Deutsche Rheuma-Liga.

Hinsichtlich der Schmerzverarbeitung spielen eine Reihe psychologischer Grundprinzipien eine bedeutende Rolle. Es können z. B. Aspekte aus der Verhaltenstherapie genutzt werden. Hierzu zählt der Aufbau positiver Aktivitäten. Zwischen angenehmen Tätigkeiten und der Erkrankung werden Beziehungen hergestellt. Zur Durchsetzung dieser Strategien ist es sinnvoll, eine realistische und objektive Selbststeinschätzung einzuüben.

Die Veränderung der Kognitionen ist ebenfalls ein wichtiges Element, das aus der Psychologie zur Schmerzverarbeitung von chronisch rheumatischen Erkrankungen genutzt werden kann. Merkmale und Ziele der kognitiven Komponenten sind reflektierendes Denken, kognitive Triade, automatische Gedanken erkennen, kognitive Grundannahmen und Ziele kognitiver Behandlungselemente festlegen.

Weitere positive Aspekte auf die Schmerzverarbeitung werden durch die Verbesserung sozialer Fertigkeiten erzielt. Hierzu lernt der Patient, Gefühle, Wünsche und Bedürfnisse zu erkennen und zu äußern. Auch die Bearbeitung individueller Problembereiche spielt eine tragende Rolle. Das Erkennen eigener Schwächen und Stärken, der Kontakt mit wichtigen Sozialpartnern und die Erarbeitung geeigneter Strategien zur Konfliktlösung und zum Umgang mit Belastungssituationen stellen einen weiteren wichtigen Baustein der psychologischen Betreuung zur Schmerzverarbeitung dar. Erst wenn man die Erkrankung akzeptiert hat, kann auch eine Zukunftsplanung mit der Krankheit erfolgen, was zu einer zusätzlichen Zufriedenheit führen wird.

In vielen Kliniken wird daher während des Aufenthaltes eine psychologische Betreuung angeboten, die von den meisten Patienten dankend und mit Erfolg angenommen wird.

Jeder Einzelne sollte sich bewusst sein, dass eine einmalige psychologische Hilfe bei chronischen, also lange verlaufenden, ja lebensbegleitenden Erkrankungen in der Mehrzahl der Fälle nicht ausreichend ist. So ist der erste Kontakt mit einem Psychologen z.B. im Rahmen eines rheumatologischen tagesklinischen Aufenthaltes oder während eines Kuraufenthaltes als Wegweiser zu sehen. Oft werden hier bereits die ersten unterbewussten oder auch bewussten Probleme, die im Zusammenhang mit der rheumatischen Erkrankung stehen, thematisiert. Ob, und wenn ja, welche weitere psychologische Betreuung sinnvoll ist, kann mit dem stationär betreuenden Kollegen besprochen werden. Er kann Ihnen entsprechende Listen mit Psychologen, die in Ihrer Nähe tätig sind aushändigen. Zusätzlich kann er bereits zu diesem frühen Zeitpunkt ein bestimmtes Therapieverfahren empfehlen (z.B. Verhaltenstherapie, Gesprächstherapie o.a.) und Sie über deren Ablauf und möglicherweise voraussichtliche Dauer informieren.

TIPP

Scheuen Sie sich nicht, einen Psychologen im Rahmen Ihrer chronisch entzündlichen Erkrankung zu konsultieren, der Ihnen viele Hinweise und Hilfestellungen zur besseren Schmerzverarbeitung geben kann.

EMPFEHLUNG

Da sich die weitere ambulante Betreuung in der Regel über einen längeren Zeitraum erstrecken wird und das Verhältnis zwischen dem Psychologen und Ihnen von Vertrauen begleitet sein sollte, ist es ratsam, in Ruhe einen zu Ihnen passenden Psychologen zu finden.

Aus diesem Grund vereinbaren viele Psychologen vor Beginn der eigentlichen Therapie eine »Probestunde« um herauszufinden, ob Sie und Ihr Psychologe einen »Draht« zueinander haben, der für den positiven Verlauf der Therapie unbedingt notwendig ist.

Schmerzlinderung durch Entspannung

Gerade für chronisch kranke Patienten, die durch Schmerzen lange Zeit geplagt sind, sind Entspannungsübungen ein gutes Mittel, um sich von diesen zu lösen. Durch Entspannungstechniken gelingt es manchmal, die Schmerzen von »außen« in neuem Licht zu betrachten. Oft helfen spezielle Übungen, die Schmerzen anders wahrzunehmen, den Umgang mit Ihnen zu ändern und somit zu einer besseren Erträglichkeit zu führen.

Viele Patienten haben für sich selber bereits herausgefunden, welche Maßnahmen bei ihnen zur Entspannung und zum Wohlgefühl beitragen. Für den Einen ist es ein warmes Wannenbad bei Kerzenschein, für den Anderen ein Spaziergang durch einen menschenleeren Wald in den Morgenstunden und für den dritten das Hören seiner Lieblingsmusik CD. Mittlerweile gibt es ein breites Angebot von Entspannungstechniken. Informieren Sie sich und suchen Sie das für Sie Geeignete heraus.

Musiktherapie

Musik wurde schon in frühen Jahren als »Sprache des Gefühls« bezeichnet. So kann das Hören von bestimmten Melodien versteckte innere Gefühle aufwecken und ins Bewusstsein eines jeden bringen. Diese helfen einem wie-

WISSEN

Was ist Musiktherapie?

In der Musiktherapie wird Musik gezielt zur Wiederherstellung, Erhaltung oder auch Förderung seelischer, körperlicher und geistiger Gesundheit eingesetzt. Unterschiedlichste musiktherapeutische Konzeptionen werden unter diesem Begriff zusammengefasst. In Abgrenzung zur medikamentösen und physikalischen Therapie ist die Musiktherapie eine psychotherapeutische Therapieform. Dabei wird entweder dem Patienten vom Therapeuten ausgesuchte, auf den Patienten abgestimmte Musik vorgespielt (rezeptive Musiktherapie) oder Patient und Therapeut musizieren gemeinsam (aktive Musiktherapie).

darum, sich selber besser zu verstehen und zu akzeptieren, was für die Verarbeitung chronischer Schmerzen unumgänglich ist.

Die Musiktherapie hat einen festen Platz im Rahmen der Entspannungs- und Schmerzbewältigungstherapien und kann helfen, die Schmerzen der rheumatischen Erkrankung besser zu ertragen.

Aromatherapie

Wohlriechende Kräuter wurden schon von unseren Vorfahren genutzt, um Krankheiten zu lindern und Götter wohl zu stimmen. Heute werden verschiedene ätherische Öle zur Verbesserung des Wohlbefindens genutzt. Sie werden aus Pflanzen gewonnen, z. B. aus Kamille, Rosmarin, Thymian, Lavendel, Jasmin und Sandelholz.

Anwendung findet die Aromatherapie als Selbstbehandlungsmethode oder aber auch von Therapeuten als begleitende Heilmethode.

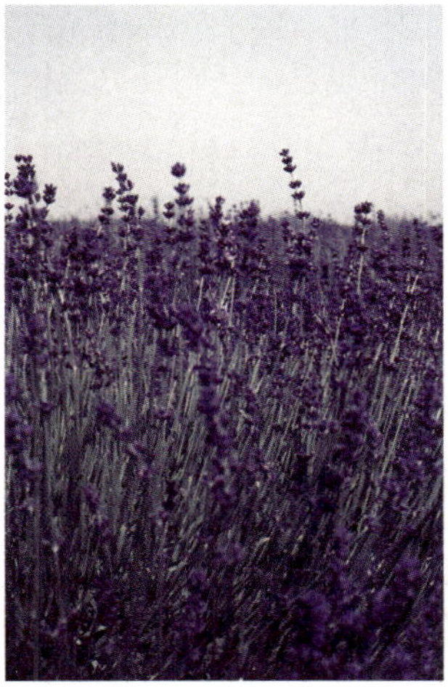

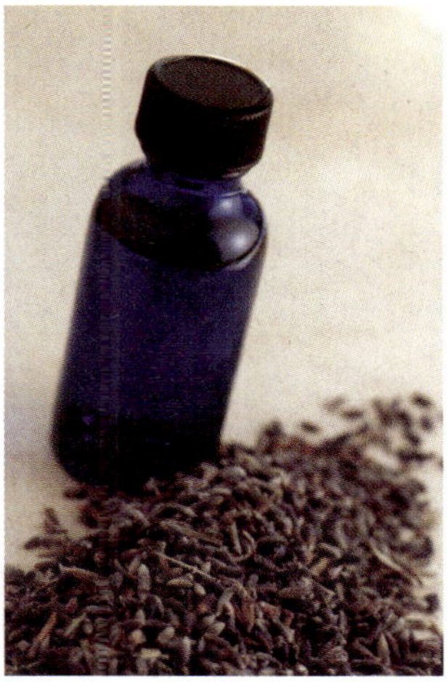

Die ätherischen Öle des Lavendels haben eine wohltuende, entspannende Wirkung

WISSEN

Wie wirken Duftstoffe auf den menschlichen Körper?

- Die Ansprache des Geruchssinns mit speziell ausgewählten Düften führt zu einer besonderen Sinneswahrnehmung, weckt wohlige Gefühle oder ruft angenehme Erinnerungen wahr.
- Die Inhalation ätherischer Öle kann auch eine direkte Wirkung auf die Organe haben. So wirkt Lavendelöl beruhigend, Thymian aktivierend, und Orangen- und Zitronenöl sollen die Stimmung aufhellen.
- Einige ätherische Öle sollen sogar antibiotische Eigenschaften besitzen und eignen sich daher für die Vorbeugung und unterstützenden Behandlung leichterer Infekte. Neben den reinen Aromaölen werden hierfür auch bestimmte Heilkräuter und Gewürze wie Thymian, Salbei und Zitronenmelisse verwendet.

Yoga

Yoga entstammt der indischen Kultur und wird schon seit Jahrtausenden angewandt. Es handelt sich hierbei um ein Selbsterfahrungssystem, das zur »erlösenden Erleuchtung« führen soll. Ein achtstufiger Weg soll den Einzelnen dort hinführen. Dabei wird

- das Verhalten des Einzelnen zu sich selbst und zu seiner Umwelt analysiert,
- die Anwendung spezieller Körper- und Atemübungen eingeübt sowie
- Konzentration und Versenkung gelehrt.

Im Ursprungsland des Yoga, in Indien, wird heute noch die achtstufige Ausführung gelehrt. In Europa beschränkt man sich in der Mehrzahl der Anwendungen auf die Körper- und Atemübungen.

Yoga kann angewandt werden, um sein Bewusstsein zu verändern, wobei in der Regel der Effekt auf eine Entspannung des Gesamtorganismus im Vordergrund steht.

Empfehlung

Yoga ist nicht für jeden geeignet!

Für Patientin mit einer entzündlich rheumatischen Erkrankung ist dieses Verfahren in der Regel nicht empfehlenswert, da bereits die Einnahme der verschiedenen Meditationsstellungen, bedingt durch die entzündlich veränderten Gelenke eine schmerzhafte Herausforderung bedeutet.

Autogenes Training

Dieses Übungsprogramm verhilft dem Betroffenen, mit speziellen Übungen in einen Zustand der tiefen Entspannung zu gelangen. Diese Methode der konzentrierten Selbstentspannung, oder auch Selbsthypnose, wurde in den dreißiger Jahren des 20. Jahrhunderts von dem Berliner Nervenarzt und Psychotherapeuten Johannes Heinrich Schultz entwickelt. Durch einfache Sätze, die man sich selber zuspricht (»Mein rechter Arm ist ganz schwer«), werden diese Empfindungen eingeübt und trainiert.

Es besteht aus sechs körperbezogenen Übungen,

- die ein Schwere- und Wärmegefühl in den Extremitäten,
- eine Leichtigkeit der Atmung,
- eine angenehme Empfindung in der Herzgegend,
- eine Wärme im Bauchraum
- und eine Kühle im Bereich der Stirn erzeugen sollen.

Empfehlung

Ihr Arzt weiß Rat!

Fragen Sie auch hier Ihren Arzt nach Anlaufstellen, um diese Form der Entspannung zu erlernen. Oft bieten die Volkshochschulen Kurse an.

Hypnose

Eine wirkungsvolle nichtmedikamentöse Methode zur Behandlung und Kontrolle von Schmerzen ist die Hypnose. Bis zur Einführung des Äthers 1846 und des Chloroforms 1847 war diese Technik eines der wenigen wirksamen Schmerzmittel.

Bei der Hypnose handelt es sich um einen veränderten Bewusstseinszustand, in dem die Aufmerksamkeit des in Hypnose Versetzten gesteigert und nach innen gerichtet ist. Man wird in einen sehr entspannten, tranceähnlichen Zustand versetzt. Dieser Zustand kann vom behandelnden Arzt genutzt werden, um die Stimmungslage oder die innere Einstellung des Patienten zu beeinflussen und über diesen Weg die Schmerzwahrnehmung und Schmerzbewertung im Gehirn zu verändern.

Vor jeder Hypnose-Behandlung ist eine medizinische Abklärung der Beschwerden dringend erforderlich, wozu auch eine gründliche Erhebung der Krankengeschichte gehört. In der Regel werden Hypnose-Therapien von spezialisierten

Diplom-Psychologen durchgeführt, die eine hierfür erforderliche Ausbildung haben.

Generell ist die Hypnose kein gängiges Verfahren im Rahmen der Therapie rheumatischer Beschwerden. Sie sollte dann in Erwägung gezogen werden, wenn die Vielzahl der beschrieben medikamentösen und anderen Möglichkeiten keinen Erfolg erzielen konnten.

WICHTIG

Wenden Sie sich an einen speziell für Hypnose ausgebildeten Facharzt. Fallen Sie nicht auf selbst ernannte Heiler oder Hypnotiseure herein.

Schmerzlinderung durch Körperwahrnehmung

Bei vielen Patienten führen die Schmerzen auch dazu, eine falsche Körperhaltung einzunehmen, wodurch Muskeln und Gelenke zusätzlich belastet werden. Verschiedene Therapieformen können helfen, den eigenen Körper bewusst wahrzunehmen und »richtige« Bewegungen einzuüben.

Tai-Chi-Qigong

Chigong ist eine alte chinesische Meditationstechnik, die beruhigend wirkt. Sie dient der Steigerung und der Förderung der Energie im menschlichen Körper. Wörtlich übersetzt bedeutet »Qigong« Energiearbeit und »Tai-Chi« das Höchste, das Letzte. Bei Tai-Chi kommt neben der Stärkung des Körpers und der Gesundheit durch eine spezielle Bewegungslehre ein Aspekt der Kampfkunst hinzu, der in der westlichen Welt allerdings hinter die Entwicklung der Persönlichkeit und der Meditation zurücktritt. Beim Tai-Chi-Qigong werden Bewegungen aus dem Tai-Chi und dem Qigong vereint. Ergebnis sind 18 Bewegungen, die leicht erlernbar sind. Die Grundprinzipien dieses Systems sind:

- das Gewicht nach unten sinken zu lassen,
- den Scheitelpunkt als höchsten Punkt anzunehmen,
- alle Bewegungen von der Hüfte ausgehen zu lassen,
- Gewichtsverlagerung auf die Beine und
- ein synchrones Bewegen der Arme und Beine.

Erklärt wird die Wirkung dieser Technik damit, dass das »Qi«, was in der asiatischen Vorstellungswelt soviel bedeutet wie Energie, Atem oder Fluidum, in den Körper gelenkt wird.

Empfehlung

Tai-Chi-Qigong hilft!

Diese Übungen sind besonders geeignete Übungen zur Entspannung, Erhaltung der Beweglichkeit und besseren Balance. Im Rahmen von Rehabilitationsmaßnahmen führt dies zum Rückgang von Stürzen und Frakturen.

Fragen Sie Ihren Arzt nach Anlaufstellen, wo Sie diese Form der Entspannung erlernen können.

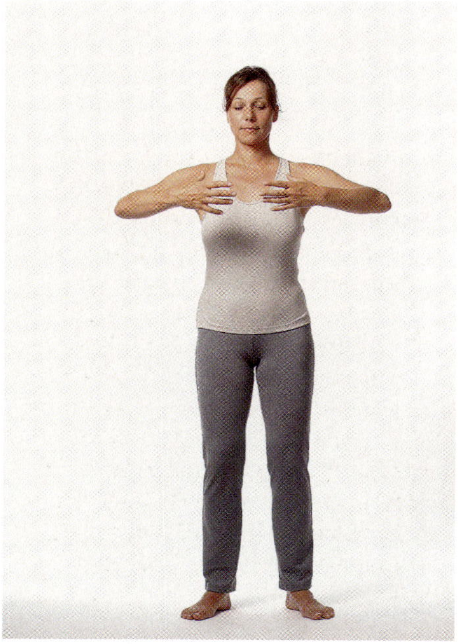

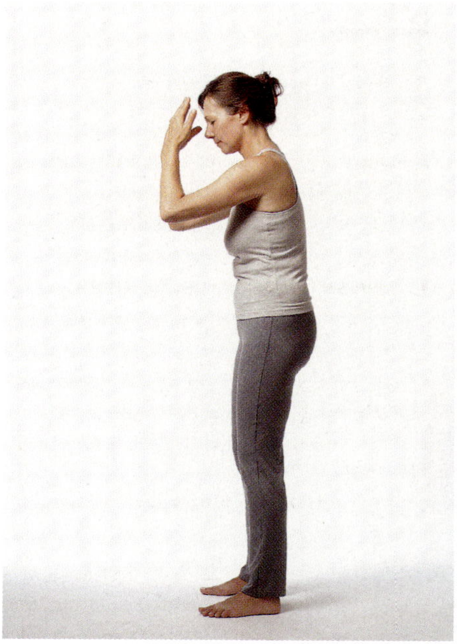

Die Übungen des Tai-Chi-Chigong helfen Ihnen zu entspannen.

Die Schulmedizin erklärt die Wirkung durch einen besseren Umgang mit Emotionen und Besinnung auf das Selbst.

Pilates

Pilates ist ein Fitness- und Konditionsprogramm, welches auf Joseph Pilates zurückgeht. Dabei handelt es sich um eine ganzheitliche, sanfte, systemische Trainingsmethode zur Kräftigung der Muskulatur, wobei vor allem tief liegende, kleinere Muskelgruppen angesprochen werden. Das Training umfasst Kraftübungen, Stretching und bewusste Atmung. Der Ablauf ist jeweils eingegliedert in harmonische Bewegungsabläufe. Alle Bewegungen werden langsam und fließend ausgeführt, wodurch die Muskeln und die Gelenke geschont werden.

WISSEN

Prinzipien der Pilates-Methode:

- Kontrolle: kontrollierte Ausführung aller Übungen
- Konzentration: Körper und Geist werden in Harmonie gebracht
- Bewusste Atmung: bewusste Atmung wirkt Verspannungen entgegen
- Zentrierung: Stärkung der Körpermitte (vom Brustkorb zum Becken), insbesondere auch der Rückenmuskulatur
- Entspannung: löst Verspannungen auf
- Bewegungsfluss: fließende Bewegungen ohne Unterbrechungen
- Koordination: hilft der bewussten Körperwahrnehmung

Empfehlung

Pilates lernt man am besten in einem Kurs!

Für Patienten mit akut entzündlichen Gelenkschmerzen ist diese Methode sicher nicht das Mittel der Wahl. Nach Abklingen von entzündlichen Prozessen spricht jedoch nichts gegen einen Versuch, diese Methode für sich zu gewinnen. Auf jeden Fall sollten Patienten mit entzündlichen Gelenkbeschwerden diese Methode unter professioneller Anleitung erlernen, da es im Selbststudium, z. B. mit einer DVD zu Fehlern im Bewegungsablauf kommen kann, die eher zu einer Verstärkung der Beschwerden führen können.

Auch hier gilt einmal mehr – alles was Ihr Wohlbefinden fördert, ist auch gut für Ihren Körper!

Alexander-Technik

Die Alexander-Technik beruht auf Vermeidung störender Verhaltensmuster, die zu Schmerzzuständen führen. Der Patient lernt, seine Haltungs- und Bewegungsgewohnheiten zu beobachten und zu analysieren. Der Körper wird trainiert, das »Richtige« selbst zu tun. Das Bewusstsein und die Gefühlsebene werden in die Therapie miteingeschlossen und in einen Zusammenhang mit den Funktionsstörungen gebracht. Speziell geht es darum, Muskelverspannungen (z.B. der Nackenmuskulatur) bei Fehlhaltungen zu vermeiden und so Schmerzzustände zu lindern.

Dieses Verfahren geht zurück auf die Selbstbeobachtungen eines australischen Schauspielers, Frederick Matthias Alexander (1869–1955).

Die Durchführung erfolgt unter Anleitung so genannter Alexander-Lehrer, die eine dreijährige Ausbildung absol-

Akupunktur

Die Akupunktur ist wohl die bekannteste Behandlungsmethode der traditionellen chinesischen Medizin. Dabei geht man von der Vorstellung aus, dass die Funktion aller Organe vom Fluss einer Lebensenergie abhängt, die über Linien, den Meridianen, durch den Körper fließt. Auf diesen Meridianen liegen die Akupunkturpunkte. Durch Reizung dieser auf der Haut genau festgelegten Akupunkturpunkte mithilfe dünner Nadeln, die eingestochen und 15 bis 30 Minuten belassen werden, sollen Störungen im Körper beeinflusst werden. Erstmals wurde sie im Jahre 1127 vor unserer Zeitrechnung beschrieben, als diese Methode zum Austreiben von Dämonen aus dem Körper genutzt wurde. Erst später übertrug sich der Grundsatz der traditionellen chinesischen Medizin, der Herstellung des Gleichgewichtes zwischen Yin- und Yan-Kräften auch auf die Akupunktur.

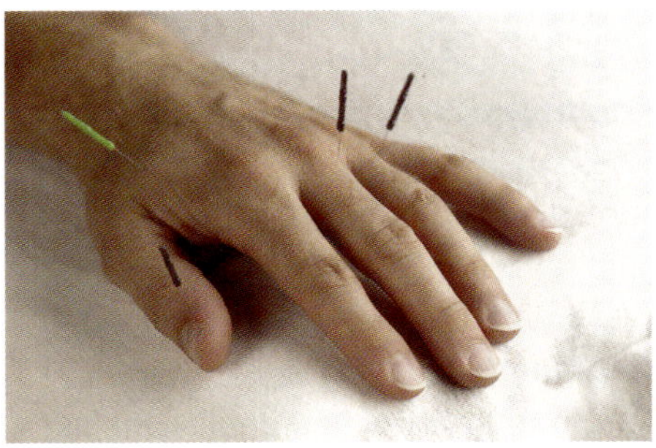

Auf den Meridianen liegen die Akupunkturpunkte

Die Wirkung erklärt man in China dadurch, dass die Nadelung einen Stau des Qi (siehe S. 115) auflöst und somit

WISSEN

Wie wirkt Akupunktur?

Trotz der breiten Anwendung fehlen nach wie vor Studien, die die Wirksamkeit nach Kriterien der so genannten evidenzbasierten Medizin, also der Schulmedizin im klassischen Sinne, nachweisen. In der westlichen Welt versucht man schon lange, die Akupunkturwirkung und die Meridiane wissenschaftlich zu erklären. Dies ist bisher nicht eindeutig gelungen. Es gibt eine Reihe an Erklärungsversuchen, wie z. B.

- dass die Akupunkturpunkte an schmerzhaften Muskeltriggerpunkten liegen oder an der Durchtrittstelle von Nerven und über eine Reizung die Schmerzleitung zum Gehirn »versperren« oder
- dass durch den Nadelstich vermehrt schmerzlindernde Hormone (Endorphine) ausgeschüttet werden.

die Lebensenergie wieder über die entsprechenden Meridiane fließen kann.

Die Akupunktur wird vor allem zur Schmerzbekämpfung angewandt, eine Reihe weiterer Indikationen, wie z. B. die Behandlung des Heuschnupfens, sind bekannt. Dabei werden die Akupunkturpunkte heute mitunter auch durch Druckmassage, Laser oder elektrisch gereizt. Dadurch können Infektionen an der Einstichstelle der Nadeln vermieden werden.

Empfehlung

Vorsicht ist geboten!

Da die entzündlich-rheumatischen Erkrankungen alle als gemeinsames Symptom den Schmerz besitzen, bietet sich diese Methode additiv zur medikamentösen Therapie an. Einschränkend muss aber angemerkt werden, dass mitunter akute entzündliche Krankheiten, einschließlich rheumatischer Erkrankungen verstärkt werden können.

Radonbestrahlung im Bergstollen

In vielen Kurorten werden therapeutische Anwendungen des radioaktiven Gases Radon als »Radonbäder« für Kurgäste angeboten. Als Indikationen werden unter anderem Morbus Bechterew und andere rheumatische Erkrankungen angegeben.

Das Radon wird durch die Haut oder die Atemwege aufgenommen. Die Abgabe erfolgt in relativ kurzer Zeit durch Ausatmung. Letztendlich sollen durch die Strahlung Entzündungsbotenstoffe im Körper beeinflusst werden, was zur Schmerzreduktion führen könnte. Die Wirkung soll über die Alphastrahlung und deren kurzlebige Folgeprodukte vermittelt werden. Optimiert wird die Therapie dadurch, dass es im Bergstollen sehr warm (ca. 41,5°C) ist und eine hohe Luftfeuchtigkeit besteht.

Empfehlung

Möglicherweise für Sie geeignet!

Wissenschaftlich ist die Wirkung bisher nicht erklärt und daher eher als hypothetisch anzusehen. Da ein Großteil der Patienten hinsichtlich der Schmerzen von dieser Option profitiert und diese Anwendungen keinen Schaden zufügen können, stellt diese Therapie ein additives schmerzlinderndes Therapieverfahren speziell für Patienten mit einem Morbus Bechterew dar. Es kommt auf den Versuch an!

Hilfsmittel für das tägliche Leben

Kleine Hilfsmittel können Ihnen das tägliche Leben erleichtern, vor allem bei entzündlich-rheumatischen Erkrankungen mit Befall der kleinen Finger und Handgelenke.

Durch entzündliche Gelenkveränderungen im Bereich der Finger- und Handgelenke können alltägliche Tätigkeiten des Lebens zu unüberwindbaren Hürden werden. Die hier dargestellten Hilfsmittel sind nur eine Auswahl aus dem großen Angebot. Bei speziellen Problemstellungen und Fragen ist es sinnvoll, gezielt in einem Sanitätsfachgeschäft nachzufragen und sich beraten zu lassen.

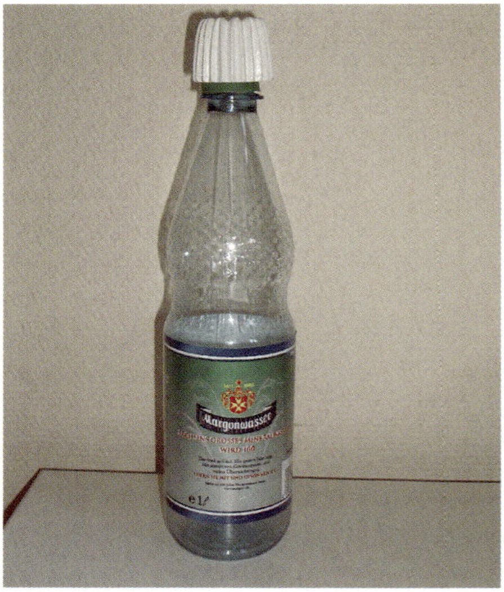

Aufsatz zum leichteren Öffnen von Flaschen

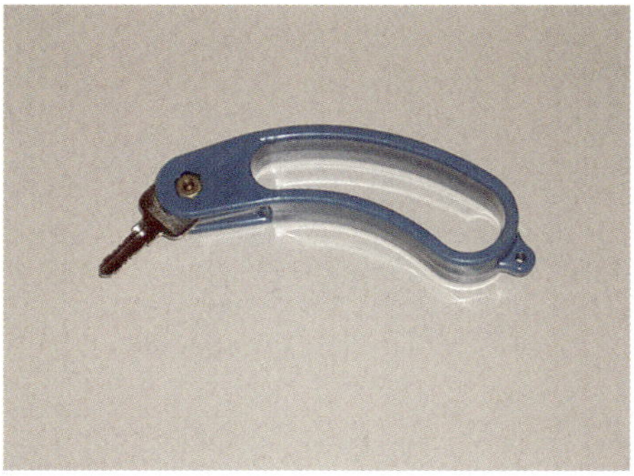

Schlüsselhilfe durch Verlängerung des Hebelarms, deutliche Erleichterung beim Schließen

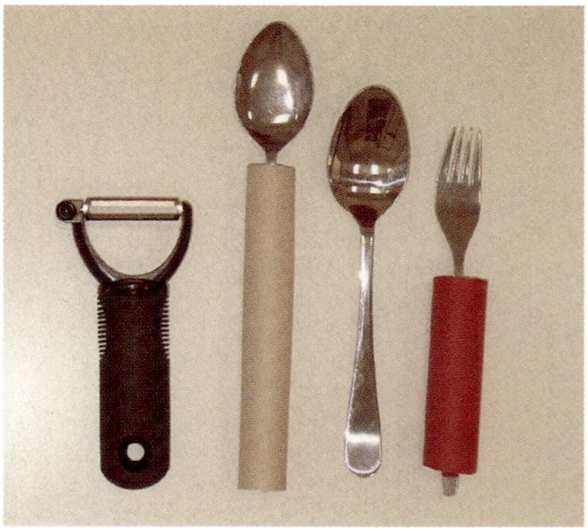

Schälmesser mit dickem, weichem Griff, Griffverdickung (hier für Besteck genutzt)

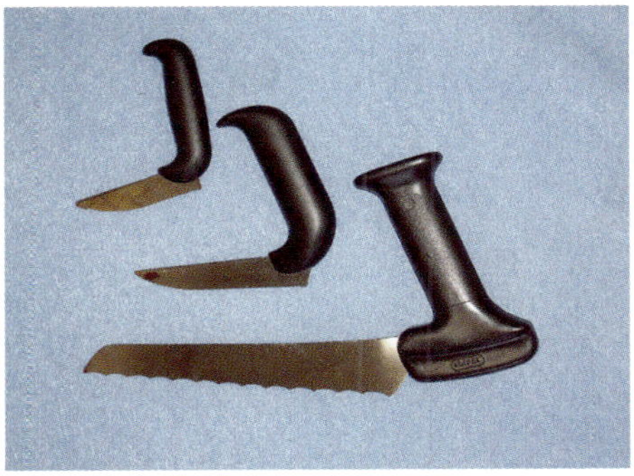

Küchenmesser mit gebogenem Griff für leichtere Küchenarbeit

WISSEN

Weitere sinnvolle Hilfsmittel

- Elastische Schnürsenkel
- Spiralschnürsenkel
- Sockenanziehhilfe
- Wäschesteckklammern
- Drehgriffaufsatz zur Bedienung von technischen Geräten (z. B. Waschmaschine)
- Up-Lift, eine Unterstützung für leichteres Aufstehen von einem Stuhl

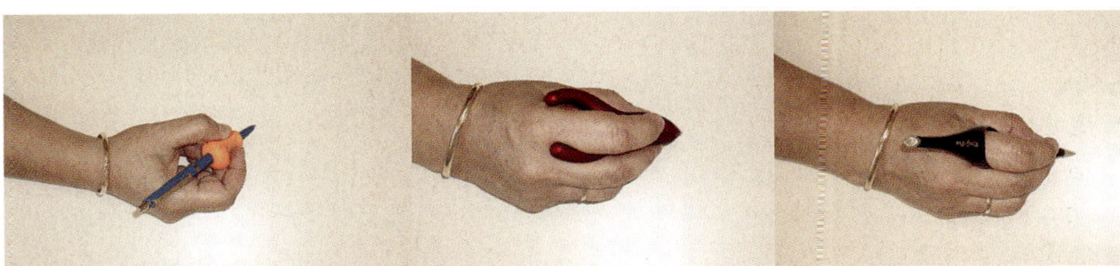

Stifte, die durch verschiedene Vorrichtungen leicht zu handhaben sind und nicht wegrollen können

Chirurgische Verfahren

Chirurgische Maßnahmen können im Rahmen der Rheumatherapie eingesetzt werden, wenn

- die konservativen Therapiemethoden (Medikamente/Physiotherapie) zu keinem ausreichenden therapeutischen Effekt führen,

WISSEN

Mögliche Komplikationen:

- Die über längere Zeiträume eingenommenen Medikamente führen zu einer Schwächung des Immunsystems und können somit eine erhöhte Infektionsgefährdung herbeiführen.
- Durch bereits bestehende Gelenkdeformitäten sind sowohl die Zugänglichkeit des Gelenks für den Chirurgen als auch die anschließenden Rehabilitationsmaßnahmen erschwert.
- Die Osteoporose, die oft als begleitende Erkrankung auftritt, führt während und nach der Operation zu einer erhöhten Frakturgefährdung.
- Wundheilungsstörungen können sowohl an der Haut als auch am Knochen auftreten. Dies kann zu einem erhöhten Blutungsrisiko führen.
- Die Rehabilitation kann durch muskuläre Schwäche erschwert sein.

- das Voranschreiten der entzündlich-rheumatischen Erkrankung einen Verlust der Gelenkfunktion bedeuten würde oder wenn
- die Erkrankung von unbeherrschbaren Schmerzen begleitet ist.

Da bei Patienten mit entzündlich-rheumatischen Erkrankungen vermehrt Komplikationen auftreten können, ist die Entscheidung zu einer solchen Maßnahme nicht immer leicht.

Ob und wenn ja, welches der im Folgenden kurz beschriebenen Verfahren angewendet werden kann, wird in enger Zusammenarbeit mit den Orthopäden und den Rheumatologen diskutiert. Die verschiedenen Erkrankungen, die entsprechende Medikation und der aktuelle Gesundheitszustand des Patienten müssen in die Therapieentscheidung einfließen.

Gelenk-Synovektomie. Bei dieser Methode wird die Gelenkhaut, die eigentlich die Ursache der Entzündung darstellt, entfernt. Je radikaler dieser Eingriff vorgenommen wird, desto besser der Langzeiteffekt. Die Operation kann ggf. arthroskopisch erfolgen. Da jedoch ein Gelenk nicht von allen Seiten geöffnet werden kann, wird meist ein kleiner Gelenkhautrest verbleiben, der sich dann wieder entzünden kann. Häufigste Lokalisationen sind Knie-, Hand-, Finger-, Ellenbogen- und Sprunggelenke.

Tenosynovektomie. Hierbei wird die umgebende »Haut« der Sehnen entfernt. Ziel ist es, das Gleiten der Sehne zu verbessern, ein Zerreißen der Sehne durch verschiedene Beanspruchungen zu vermeiden und auch umgebende Nerven zu entlasten, die durch den Entzündungsprozess eingeengt wurden.

Sehnenrekonstruktion. Hierbei kann eine durchtrennte Sehne direkt (End zu End) genäht werden, sie kann auf einem nicht geschädigten Muskel befestigt oder aber durch einen Sehnenersatz überbrückt werden.

Verrutschte Sehnen können mittels dieser Verfahren auch wieder an ihren ursprünglichen Platz zurückgeführt werden.

Entfernung von Rheumaknoten/ Schleimbeuteln. Die schmerzhaften Rheumaknoten, die sich oft an den Streckerseiten von Armen oder Beinen finden, wo sie zu mechanischen Reizungen führen, oder auch entzündete Schleimbeutel können operativ entfernt werden und somit zu einer dauerhaften Schmerzlinderung des Patienten führen.

Osteotomie. Hierbei handelt es sich um Operationsverfahren, die die Fehlstellungen von Gelenken wiederaufheben können.

Resektions-Arthroplastik. Hierbei handelt es sich um eine »Gelenk formende« Operation, ohne dass Fremdmaterial in den Körper eingebracht wird. Aufgeraute Knorpelbezirke werden geglättet und Knochenzacken entfernt. Das Ziel dieses Verfahrens ist die Wiederherstellung einer funktionstüchtigen Gelenkbeweglichkeit.

Arthrodese. Die Arthrodese, die operative Versteifung eines Gelenks, wird nur eingesetzt, wenn alle Gelenke erhaltenden oder ersetzenden Operationen ausscheiden. Ziel ist eine Beseitigung einer Gelenkinstabilität. Unter Aufgabe der Beweglichkeit wird die Einsatzfähigkeit durch schmerzfreie Belastbarkeit wieder hergestellt, z. B. im Bereich der Sprung-, Hand-, Großzehengrund- und -endgelenke.

Alloarthroplastik. Hierbei handelt es sich um eine Gelenkneubildung mittels Fremdmaterial, dem so genannten totalen oder teilweisen Gelenkersatz (z. B. TEP = Totalendoprothese). Derartige Kunstgelenke sind angezeigt, wenn eine Synovektomie nicht mehr hilfreich ist. Meistens sind starke Schmerzen und Bewegungseinschränkungen die Hauptgründe für eine Operation. Am häufigsten werden Knie- und Hüftgelenke, immer öfter auch Schulter-, Sprung- und Ellenbogengelenke operiert. Künstliche Gelenke haben jedoch keine unbegrenzte Lebensdauer. Daher sollte man mit diesem Eingriff möglichst lange warten, da der erste Eingriff leichter ist als der später notwendige Wechsel eines Kunstgelenks. Inzwischen halten Knie- und Hüftgelenke bis zu 12 Jahren.

Je nach individuellem Befund unterscheidet sich das Ausmaß des Ersatzes, es reicht von Gelenkoberflächenersatz über teilweisen bis hin zu totalem Ersatz. Da der früher verwendete Knochenzement ein Risiko für eine mögliche spätere Lockerung darstellt, wird heute immer häufiger darauf verzichtet. Statt dessen werden Prothesen eingesetzt, die mit einer unregelmäßig konturierten Schaftoberfläche vom Knochen umwachsen werden können.

Radiosynoviorthese

Hierbei handelt es sich im ein Therapieverfahren, bei dem die Gelenkinnenhaut durch Strahlung zerstört wird und somit der Entzündungsprozess unterbrochen werden kann.

Zur Behandlung werden Substanzen mit ß-Strahlung (z. B. Yttrium, Rhenium) ins Gelenk appliziert, wodurch eine strahlenbedingte starke Entzündung ausgelöst wird, die dann zum Untergang der Gelenkinnenhaut und somit der Gelenkentzündung ihre Grundlage entzieht. Nicht angewandt werden darf die RSO bei Schwangeren, während des Stillens, bei Kindern und Jugendlichen, bei Infektionen und Hauterkrankungen im Bereich der Injektionsstelle. Über mögliche Nebenwirkungen wird Sie ihr behandelnder Arzt aufklären.

Die Therapie sollte stationär durchgeführt werden, da eine nachfolgende Ruhigstellung des Gelenkes empfohlen wird. Der Krankenhausaufenthalt dauert in der Regel 2–3 Tage.

Medikamente auf pflanzlicher Basis

Oft höre ich die Frage in unserer Ambulanz, ob es nicht für die entzündlich-rheumatischen Erkrankungen ein so genanntes harmloses, pflanzliches Medikament gibt, welches die Erkrankung heilen könnte. Leider ist es nicht immer richtig, Naturprodukte bzw. pflanzliche Medikamente mit »harmlos« gleichzusetzen. Man kann davon ausgehen, dass alles, was eine Wirkung besitzt, natürlich auch Nebenwirkungen hat.

Nachfolgend wird auf verschiedene pflanzliche Mittel mit ihren Wirkungen und Nebenwirkungen eingegangen. Einige davon können bei rheumatischen Erkrankungen begleitend mit gutem Erfolg eingesetzt werden. Andere wiederum spielen in der Rheumatologie auf Grund fehlender Wirkungen kaum eine Rolle, was ihrer Popularität allerdings nicht unbedingt schadet. Informieren Sie sich gut, bevor Sie teure Präparate aus eigener Tasche bezahlen, die keinerlei Nutzen haben!

WICHTIG

Auch pflanzliche Präparate können Nebenwirkungen haben. Außerdem können Wechselwirkungen mit synthetisch hergestellten Präparaten auftreten. Fragen Sie Ihren Arzt, wenn Sie zusätzlich zu den verordneten Medikamenten noch andere Substanzen einnehmen wollen.

Brennnessel

Brennnesselextrakte werden in der begleitenden Therapie bei rheumatischen Beschwerden angewendet. Sie

- hemmen die Freisetzung von Zellbotenstoffen, die letztendlich zu Knorpelabbau und Gelenkentzündungen führen und
- besitzen eine entwässernde Wirkung, was sich positiv auf die Gelenke auswirkt.

Untersuchungen zur Wirksamkeit von Brennnesselextrakten konnten zeigen, dass sie zu einer Schmerzabnahme bei Patienten mit abnutzungsbedingten Gelenkerkrankungen führten. Ausreichende Daten zum Einsatz bei Patienten mit entzündlich-rheumatischen Erkrankungen liegen allerdings nicht vor.

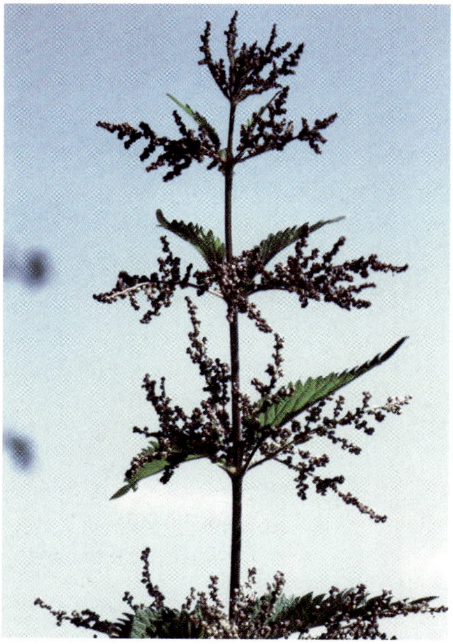

Brennnessel

Empfehlung

Gegen einen begleitenden Einsatz dieser Präparate bei entzündlich-rheumatischen Erkrankungen ist nichts einzuwenden, da schwerwiegende Nebenwirkungen oder gar das Auftreten von Vergiftungen bei übermäßiger Zufuhr von Brennnesselextrakten nicht bekannt sind.

Vorsicht ist beim Einsatz von Brennnesselextrakten bei Patienten geboten, die gleichzeitig eine blutverdünnende Therapie mit Vitamin-K-Gegenspielern (z. B. Marcumar) durchführen, da dies eine schlechtere Wirkung dieser Mittel nach sich ziehen kann.

Weide

Dass Weiden (Salix spec.) als Sträucher oder Bäume vorkommen und deren Blüten als »Weidenkätzchen« bezeichnet werden, ist vielen geläufig. Dass in der Rinde der Weiden jedoch Stoffe zu finden sind, die schmerzlindernde und entzündungshemmende Wirkungen entfalten können, ist weniger bekannt. Zu diesen Stoffen zählt zum Beispiel die Salizylsäure, aus der die Acetylsalicylsäure weiterentwickelt wurde, die heute in Aspirin enthalten ist. Angewandt werden diese Stoffe bei Kopfschmerzen, fieberhaften Erkrankungen und auch bei rheumatisch bedingten Schmerzzuständen.

Aus der Weidenrinde kann auch ein Tee bereitet werden.

Empfehlung

Über die spezielle Anwendung des Tees bei entzündlich-rheumatischen Erkrankungen gibt es wenige gesicherte Daten. Seien Sie mit der Verwendung eher zurückhaltend.

Weihrauch

Schon vor über 3000 Jahren wurde der Harz des indischen Weihrauchstrauches (Boswellia serrata) als Heilmittel benutzt. Anwendung fand der Weihrauch auch in der indischen Heilkunde des »Ayurveda« (Wissenschaft des gesunden Lebens). Dort wird es als Salbe, z. B. bei Gelenkentzündungen, Knochenbrüchen, Drüsenschwellung genutzt.

Die Wirkung des Weihrauches wird auf die Boswelliasäuren zurückgeführt, denen einer entzündungshemmender Effekt zukommt. Für Patienten mit rheumatoider Arthritis liegen kleinere Studien vor. In diesen konnte keine eindeutige Schmerzreduktion nachgewiesen werden. Die Nebenwirkungen scheinen gering zu sein, hierzu zählen in Ausnahmefällen leichter Brechreiz und Erbrechen.

Empfehlung

Gegen einen probeweisen Einsatz von Weihrauch-Präparaten spricht nichts. Vorsicht ist jedoch geboten, sobald Sie Nebenwirkungen bemerken. Dann sollte die Therapie abgebrochen werden. Zusätzlich sollte zu Beginn einer solchen Therapie Ihr behandelnder Arzt darüber informiert werden, um Wechselwirkungen mit anderen Medikamenten im Vorfeld abzuklären.

Teufelskralle

Die Teufelskralle (Harpagophytum procumbens) gehört zur Familie der Sesamgewächse und ist in Süd- und Südwestafrika beheimatet. Teufelskralle-Präparate enthalten ein Trockenextrakt aus den knollenartigen Wurzeln der Teufelskralle. Als Anwendungsgebiet werden abnutzungsbedingte Gelenkbeschwerden angegeben.

Die entzündungshemmende Wirkung der Teufelskralle wurde in tierexperimentellen Untersuchungen bestätigt, wobei die Ergebnisse der einzelnen Untersucher sehr unterschiedlich ausfielen. Pharmakologische Untersuchungen des wirksamen Bestandteils der Teufelskralle liegen bisher nicht vor.

Empfehlung

Die genaue Wirkung von Teufelskralle auf das Immunsystem ist nicht bekannt. Daher ist die Anwendung von Teufelskrallenpräparaten bei entzündlich-rheumatischen Erkrankungen, bei denen ja ursächlich eine Störung der Immunsystems vorliegt, nicht empfehlenswert.

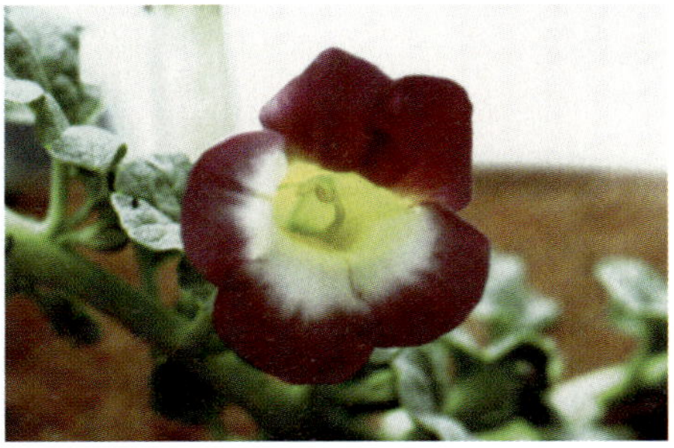

Teufelskralle

Katzenkralle

Die Katzenkralle (Uncaria tomentosa) ist ein Lianengewächs, dessen Heilkräfte Indianer in Peru schon lange nutzen. Die wirksame Substanz ist ein Alkaloid, das aus den Rinden der Wurzeln, selten auch aus der Stammrinde gewonnen wird. Der Wirkstoff soll in der Lage sein, Zellen des Immunsystems zur Vermehrung anzuregen und fehlgeleitete Abwehrzellen, die sich gegen den eigenen Körper richten, zu hemmen. Dieser Mechanismus soll bei der rheumatoiden Arthritis zur Hemmung des Entzündungsgeschehens führen.

Angewendet werden kann Katzenkralle bei Arthrose, rheumatoider Arthritis, Hauterkrankungen und Erkrankungen des Magen-Darm-Traktes. In Europa ist Katzenkralle nur in Österreich als Fertigarzneimittel (Kapseln) zu erlangen.

Katzenkralle kann zu Nierenfunktionsstörungen und zu unerwünschten Wirkungen am Herz-Kreislauf-System führen. Während der Schwangerschaft und in der Stillzeit sollten Katzenkralle-Präparate nicht angewandt werden.

Empfehlung

Katzenkralle kann eine gute additive schmerzlindernde Therapie darstellen. Jedoch Vorsicht in der Schwangerschaft und während der Stillzeit. Mögliche Wechselwirkungen mit anderen Medikamenten, die Sie einnehmen, sollten vorher mit Ihrem behandelnden Arzt besprochen werden.

Bach-Blütentherapie

Die Grundlagen der Bach-Blütentherapie gehen auf den Arzt Edward Bach (1886–1936) zurück. Er nutzte Informationen, die er aus intensiven Studien der Homöopathie entnahm und verband sie mit seiner Kenntnis des großen Einflusses psychischer Komponenten auf verschiedene Krankheitszustände. Stark beeinflusst wurde er von der Psychoanalytik. Etwa um 1930 entschloss Bach sich dann, seine Erkenntnisse in ein großes Therapiekonzept einzuarbeiten. Dieses beruhte auf den verschiedenen psychischen Persönlichkeitstypen mit den dazugehörigen/passenden Heilpflanzen und war sein Lebenswerk. Für Bach geht jeder körperlichen Krankheit eine seelische Gleichgewichtsstörung voraus. Demnach soll durch die Harmonisierung von Gefühlen und Gedanken eine Heilung bewirkt werden können.

Bach postulierte insgesamt 38 Gemütszustände, wie z. B. Arroganz, Pessimismus oder mangelnde Selbstkritik, denen er jeweils eine Blütenessenz zuordnete. Dabei ist die Herstellung der Essenzen von Bach detailliert beschrieben worden. Beispielsweise werden bei der Sonnenmethode die Blüten für etwa drei bis vier Stunden in eine mit Wasser gefüllte Schale gelegt und diese in die Sonne gestellt. Laut Bach geben die Pflanzen ihre Schwingungen als heilende Energie an das Wasser ab. Das Wasser wird anschließend mit einem gleich großen Anteil Alkohol als Konservierungsmittel versetzt. Diese Urtinktur wird weiter verdünnt, um die eigentlichen Blütenessenzen herzustellen.

Empfehlung

Aus medizinischer Sicht gelten Bach-Blüten als unwirksam. Die beobachteten positiven Wirkungen einer (teuren!) Therapie beruhen vermutlich auf Suggestion und Autosuggestion, also psychischen Einflüssen, die eine gute Psychotherapie mindestens genau so gut leisten kann. Der moralisierende Charakter dieser Therapie, die letztendlich das persönliche Verhalten als ursächlich für eine Erkrankung ansieht, kann starken psychischen Druck auf Patienten ausüben und muss unbedingt abgelehnt werden.

Homöopathie

Die Homöopathie ist eine Lehre, die seit über 200 Jahren in Deutschland zur Anwendung kommt und von Samuel Hahnemann (1755–1843) begründet wurde. Die Homöopathie erhebt den Anspruch, eine ganzheitliche, geistvolle Naturwissenschaft darzustellen. Körperliche Beschwerden besitzen demnach den gleichen Stellenwert wie der geistige und seelische Zustand des Menschen. Für die Homöopathie ist jede Krankheit eine »psychsomatische« Erkrankung. Hinter jedem noch so banalen Schnupfen oder einer sehr ernsten Erkrankung wird ein geistiger oder seelischer Konflikt vermutet. Die Erhebung der Krankengeschichte mit all seinen Feinheiten ist der zentrale Punkt, um das geeignete homöopathische Medikament auszuwählen. Dabei werden solche Substanzen, Pflanzen- oder Mineralienextrakte in sehr niedrigen Dosen gegeben, die in höheren Dosen bei Gesunden ein ähnliches Krankheitsbild hervorrufen würden (Ähnlichkeitsgesetz).

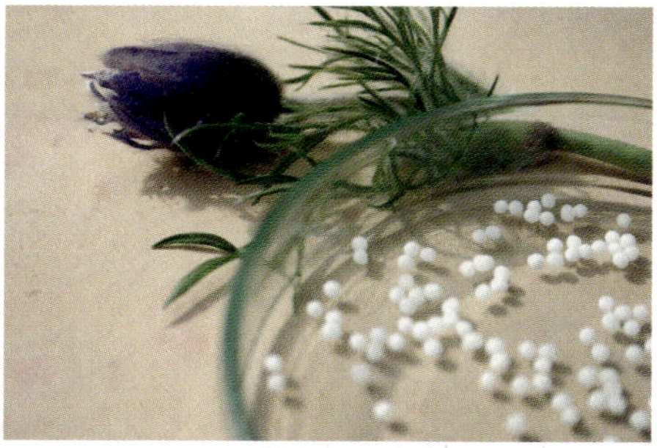

Homöopathische Arzneimittel

Die Wirksamkeit der Homöopathie wird immer wieder diskutiert. Neuere Studien kommen zu dem Schluss, dass die verspürte Wirksamkeit wohl viel mit dem Glauben an die Homöopathie zu tun hat.

Empfehlung

Da entzündlich-rheumatische Erkrankungen in der Regel chronische Erkrankungen sind und es immer wieder Phasen gibt, in denen schmerzhafte Episoden in den Vordergrund treten, spricht nichts dagegen, die Wirkungen der homöopathischen Medizin begleitend zu nutzen.

Bei den akuten entzündlich-rheumatischen Erkrankungen, zu denen auch die rheumatoide Arthritis gehört, ist jedoch davor zu warnen, diese Therapie als alleinige Maßnahme anzuwenden, da die durchgeführten klinischen Studien keinen eindeutigen Effekt aufzeigen konnten.

Rheuma und Ernährung

Schon der griechische Arzt Hippokrates sagte vor 2400 Jahren:

»Lasst Eure Nahrungsmittel Eure Heilmittel sein und Eure Heilmittel Eure Nahrungsmittel«. Dies ist ein weiser Satz, den es bis heute zu beherzigen gilt.

Vorweg sei festgestellt, die »Allheildiät« gibt es bei entzündlich-rheumatischen Erkrankungen nicht.

Was Sie über Fette und Fettsäuren wissen sollten

Eine Vielzahl von Nahrungsinhaltstoffen kann positive Effekte auf die Gelenke ausüben. Im Zusammenhang mit rheumatischen Erkrankungen sind die Fette besonders wichtig.

Dabei ist die Zusammensetzung der Fettsäuren entscheidend. Hierbei spielen die mehrfach ungesättigten Fettsäuren eine besonders große Rolle. Sie können im Körper gar nicht oder nur in eingeschränkter Menge gebildet werden. Daher müssen sie regelmäßig mit der Nahrung aufgenommen werden. Je nach Struktur findet eine Unterscheidung in zwei wichtige Gruppen mehrfach ungesättigter Fettsäuren statt, die Omega-6- und die Omega-3-Fettsäuren.

Omega-6-Fettsäuren. Der Hauptvertreter der Omega-6-Fettsäuren ist die essenzielle Linolsäure. Sie ist in fast allen Pflanzenkeimen enthalten. Reichhaltige Quellen dieser Fettsäure sind Sonnenblumen-, Distel- und Sojaöl. Aus Linolsäure können im Organismus weitere Vertreter der Omega-6-Fettsäuren wie beispielsweise die entzündungsfördernde Arachidonsäure entstehen.

Omega-3-Fettsäuren. Die Omega-3-Fettsäuren gelten als besonders gesundheitsförderlich. Die essenzielle Alpha-Linolensäure ist eine Omega-3-Fettsäure, die in Leinöl, Soja(produkten), Rapsöl und Nüssen vorkommt. Fischöle aus fettreichen Fischsorten wie Lachs, Hering oder Makrele enthalten direkt die langkettigen Omega-3-

WISSEN

Die Bedeutung der Fette

Fette sind ein wichtiger Bestandteil unserer täglichen Nahrung. Ihre wichtigste Aufgabe ist es, gemeinsam mit Eiweißen und Kohlenhydraten Energie zu liefern. Fette können aber auch viele Erkrankungen verursachen, wenn sie im Übermaß zugeführt werden. Im Hinblick auf ihren Gesundheitsnutzen unterscheiden sich Fette erheblich, je nach den in ihnen enthaltenen Fettsäuren. Fettsäuren werden in die Zellwände eingebaut und bestimmen deren Funktionsfähigkeit. Außerdem entstehen aus Fettsäuren bestimmte Signalsubstanzen, die Eikosanoide, die vor allem das Blutkreislaufsystem aber auch die Entzündungsprozesse im Körper beeinflussen.

Fettsäuren. Omega-3-Fettsäuren wirken entzündungshemmend. Dieser Effekt wir beispielsweise bei der Therapie der rheumatoiden Arthritis genutzt.

Wie wirken diese Fettsäuren im Körper? Fettsäuren werden in Zellmembranen eingebaut und beeinflussen so deren Beweglichkeit. Außerdem sind sie Ausgangsprodukte für weitere Substanzen, die im Körper gebildet werden. Sowohl aus Omega-6- als auch aus Omega-3-Fettsäuren werden Botenstoffe, die so genannten Eikosanoide hergestellt. Dafür werden die Fettsäuren aus den Zellwänden freigesetzt und von speziellen Enzymen umgebaut. Die aus Omega-3- und Omega-6-Fettsäuren hervorgehenden Eikosanoide haben aber gänzlich unterschiedliche Wirkungen:

- Aus der Omega-6-Fettsäure Linolsäure entsteht die entzündungsunterstützende Arachidonsäure, eine Vorstufe von Eikosanoiden, die Entzündungsprozesse in Gang halten.
- Omega-3-Fettsäuren dagegen werden zu Eikosanoiden umgebaut, die Entzündungsreaktionen vermindern und die Verklumpung der Blutplättchen hemmen.

Für den Umbau zu Eikosanoiden benötigen beide Fettsäurearten die gleichen Enzyme. Wenn viele Omega-6-Fettsäuren, aber nur wenige Omega-3-Fettsäuren aufgenommen werden, entstehen mehr Eikosanoide aus Omega-6-Fettsäuren. Daher ist es wichtig, beide Fettsäurearten in einem ausgewogenen Verhältnis aufzunehmen.

Wo sind Omega-3-Fettsären enthalten? In fettreichen Kaltwasserfischen wie Hering, Makrele, Lachs und Thun-

WICHTIG

Omega-6 Fettsäuren fördern die Entzündung, Omega-3 Fettsäuren bremsen die Entzündung.

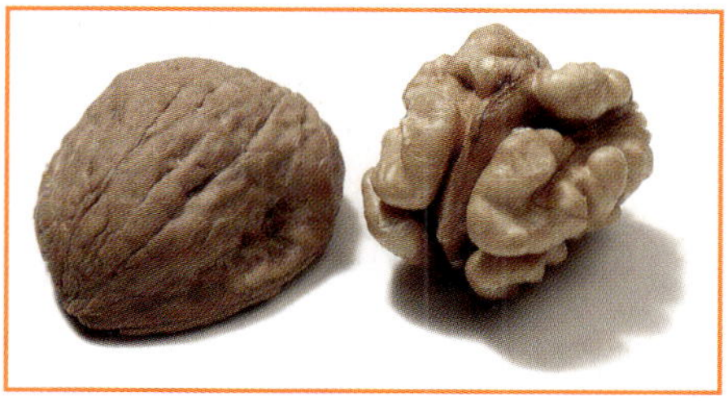

Abb. 31.2 Nüsse enthalten besonders viel Omega-3-Fettsäuren

fisch finden sich besonders viel Omega-3-Fettsäuren. Vegetarier können auf Leinsamen, Nüsse und Sojaprodukte zurückgreifen. Wer alles dies nicht mag, kann auch auf Kapseln aus der Apotheke zurückgreifen. Lassen Sie sich beraten.

WISSEN

So könnte Ihr Speiseplan für einen Tag aussehen:

Frühstück: Vollkornbrötchen mit frischem Brombeeraufstrich oder Cashewmus, Müsli mit Nüssen, ein Ei, Brunnenkressetrunk

Zwischenmahlzeit: Apfel

Mittagessen: Kartoffeln, gekochter Lachs mit Spinat und Himbeerkompott

Kaffee: Apfelvollkornkekse

Abendessen: Blattsalat mit Dressing und frischem Vollkornbrot

PRAXISTIPP

Hier noch einige Tipps, die Sie bei der Ernährung beachten sollten:

- Schaffen Sie sich eine kleine Getreidemühle an und kaufen Sie Vollkorngetreide statt Weißmehl.
- Verwenden Sie zum Anbraten von Fleisch oder auch Pfannengemüse Olivenöl.
- Süßen Sie weniger oder mit Bienenhonig.
- Würzen Sie weniger mit Meersalz oder Steinsalz und mehr mit frischen Kräutern.

Meiden Sie Arachidonsäure

Die entzündungsunterstützende Arachidonsäure wird im Körper zum Teil aus der körpereigenen Linolsäure gebildet. Den Hauptanteil dieser aggressiven Substanz nehmen wir aber durch die Nahrung auf. Dabei enthalten nur tierische Produkte Arachidonsäure, denn nur Tiere haben die Fähigkeit, über Enzyme aus Linolsäure Arachidonsäure zu bilden. Also sollte man möglichst auf tierische Produkte verzichten. Die folgende Übersicht zeigt den Arachidonsäuregehalt ausgewählter Lebensmittel:

Lebensmittel	**Arachidonsäure (mg/100 g)**
Milch und Milchprodukte	
Kuhmilch (3,5 % Fett)	4
Kuhmilch (1,5 % Fett)	2
Speisequark (20 % Fett i. Tr.)	5
Camenbert	34
Eier	
Hühnerei (Gesamtei)	70
Eigelb	297
Fette und Öle	
Schweineschmalz	1700
Weizenkeimöl	0
Fleisch und Fleischprodukte	
Schweineleber	870
Leberwurst	230
Rindfleisch (Muskel)	70
Schweinefleisch (Muskel)	120
Huhn	120
Kalbfleisch	53
Gemüse, Kartoffeln, Nüsse, Obst	0

Wählen Sie Vitamin-E-haltige Lebensmittel

Sauerstoff spielt bei der Bildung entzündungsauslösender Stoffe im Körper ebenfalls eine große Rolle. Durch die Zufuhr so genannter Antioxydantien, quasi Sauerstofffängern, kann man diese Prozesse verhindern. Eine der bekanntesten antioxydativen Substanzen ist das Vitamin E. Achten Sie beim Einkauf auf Vitamin-E-haltige Nahrungsmittel entsprechend der folgenden Übersicht:

Lebensmittel	**% der empfohlenen Tageszufuhr von 12 mg/Tag**
Öle (1 Portion = 10 g)	
Distelöl	24
Sonnenblumenöl	42
Walnussöl	33
Weizenkeimöl	133
Samen und Nüsse (1 Portion = 10 g)	
Haselnüsse	23
Mandeln	21
Leinsamen, geschält	43
Gemüse zum Garen (1 Portion = 200 g)	
Knollensellerie	43
Paprika	52
Porree	33
Spargel	35
Schwarzwurzeln	100
Wirsing	42
Obst (1 Portion = 100 g)	
Brombeeren	45
Himbeeren	75

DGE-Empfehlungen für eine vollwertige Ernährung (modifiziert für Rheumakranke)

Lebensmittel	So viel dürfen Sie essen
Gruppe 1: Getreide, Getreideprodukte und Kartoffeln	Täglich 5–7 Scheiben Brot (ca. 200–350 g) und 1 Portion Reis oder Nudeln (roh ca. 75–90 g, gekocht 200–250 g) oder 1 Portion Kartoffeln (ca. 250–300 g = 4 mittelgroße)
Gruppe 2: Gemüse und Hülsenfrüchte	Täglich mindestens 1 Portion Gemüse (ca. 200 g) und 1 Portion Salat (ca. 75 g)
Gruppe 3: Obst	Täglich 1–2 Stück oder 1–2 Portionen Obst (ca. 200–250 g)
Gruppe 4: Getränke	Täglich 1,5 l Flüssigkeit, z. B. Wasser, Mineralwasser, ungesüßte Kräuter- oder Früchtetees, verdünnte Obstsäfte sowie in Maßen Kaffee und schwarzen Tee
Gruppe 5: Milch und Milchprodukte	Täglich 1/4 Liter fettarme Milch und 3 Scheiben Käse (ca. 90 g)
Gruppe 6: Fisch, Fleisch, Wurst und Eier	Wöchentlich 2–3 Portionen Seefisch (150 g), höchstens 2-mal pro Woche 1 Portion Fleisch (ca. 150 g) und 2-mal pro Woche Wurst (max. 50 g), wöchentlich max. 1–2 Eier
Gruppe 7: Fette (Pflanzenmargarine oder -öle)	Täglich 40 g Streich- oder Kochfett, z. B. 2 Esslöffel Margarine und 1 Esslöffel hochwertiges Pflanzenöl (Sonnenblumen, Weizenkeim, Maiskeim, Soja- und Olivenöl)

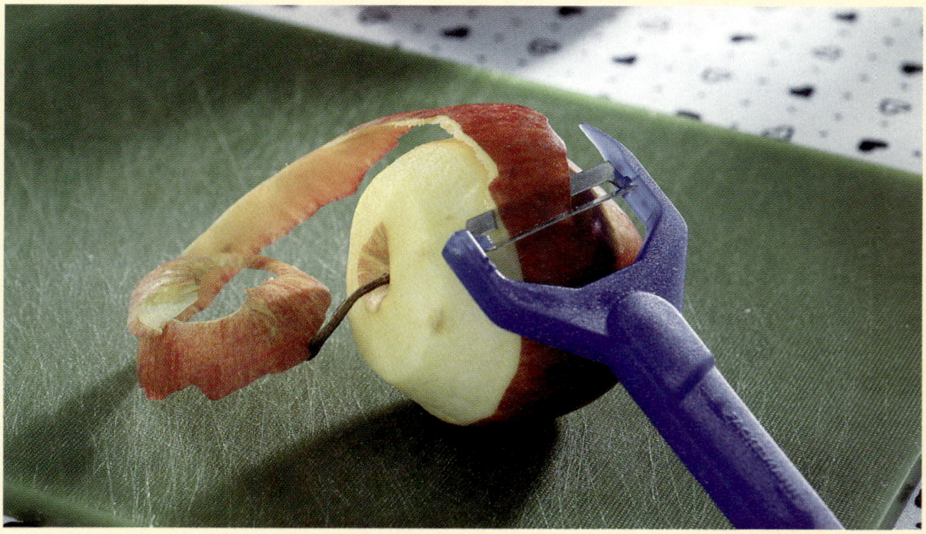

Vermeiden Sie Harnsäure

Patienten, die bereits an einer entzündlich-rheumatischen Erkrankung leiden, sollten weitere Risiken, die zu Gelenkbeschwerden führen können, meiden. Hierzu zählt z.B. ein erhöhter Harnsäurespiegel. Steigt der Harnsäurespiegel über 9 mg/dl (normal 6,5–7 mg/dl) an, kann sich die Harnsäure in verschiedenen Geweben oder auch Gelenken ablagern und zu einem hochentzündlichen Prozess, dem Gichtanfall, führen. Die Gichttherapie entspricht einer purinarmen Diät.

Alkohol enthält zwar kein Purin, sollte aber gemieden werden, da er die Harnsäureausscheidung verzögert. Generell ratsam ist es, eine tägliche Fleisch-, Fisch- oder Aufschnittzufuhr von 100g nicht zu überschreiten.

Empfehlung

Natürlich möchten Sie von nun an nicht endgültig auf das gute Gläschen Wein verzichten oder gar bestimmte Lebensmittel vollständig aus Ihrem Speiseplan streichen. Daher mein Tipp: Genießen Sie bewusst und in Maßen. Trinken Sie höchstens ein Viertel Liter Wein bzw. nicht mehr als einen halben Liter Bier pro Tag. Reduzieren Sie Fleisch, Wurst, Speck etc. auf insgesamt höchstens 100 g pro Tag und nutzen Sie magere Milchquellen als Eiweißlieferanten.

purinarme Lebensmittel	**mg Purin/100g Lebensmittel**
Milch	0
Joghurt	0
Quark	0
Gemüse	< 20
Obst (frisch)	< 20
purinreiche Lebensmittel	
Innereien, z.B. Rinderleber	231
Fleischextrakte	1459
Hülsenfrüchte	60–90
Krustentiere, z.B. Miesmuscheln	154
Fischerzeugnisse, z.B. Sardinen in Öl	200

Hier finden Sie kompetente Informationen

Neben dem Internet bietet das Magazin »Mobil« der Deutschen Rheuma-Liga eine aktuelle und sehr interessante Informationsmöglichkeit. Allgemeine Themen wie Urlaub, Reisen und Gesundheitspolitik werden genauso behandelt wie einzelne rheumatische Erkrankungen und Therapiemöglichkeiten. Berichtet wird von betroffenen Patienten, die ihre Erfahrungen weitergeben. Eine Bestellung über die regionale Rheuma-Liga ist möglich. Mitglieder der Deutschen Rheuma-Liga erhalten das Heft in regelmäßigen Abständen auf dem Postweg.

Anschriften der Landes- und Mitgliedverbände der Deutschen Rheuma-Liga

Rheumawelt
Experten antworten
Fragen Rund um das Thema Rheuma
Tel: 0800 8812222
e-mail: www.rheuma.welt.de

Deutsche Rheuma-Liga Bundesverband e.V.
Maximilianstr. 14,
53111 Bonn,
Tel: 0228/76606–0
FAX: 0228/76606–20
e-Mail: bv@rheuma-liga.de,
Homepage: www.rheuma-liga.de

Rheuma-Liga Baden Württemberg e.V.
Kaiserstr. 16
76646 Bruchsal
Tel: 07251/9162–0
FAX: 9162–62
e-Mail: Rheuma-Liga_BW @t-online.de
http://www.badisch.de/rheuma-liga

Deutsche Rheuma-Liga Bayern e.V.
Fürstenrieder Straße 90
80686 München
Tel: 089/54614890
FAX: 089/54614895

Deutsche Rheuma-Liga Berlin e.V.
Am Kleinen Wannsee 5
14109 Berlin
Tel: 030/8054016
FAX: 030/8056293
e-Mail: s.lingelbach@immanuel.de

Deutsche Rheuma-Liga Brandenburg e.V.
Friedrich-Ludwig Jahn-Str.19
03044 Cottbus
Tel: 0355/78097–0 (über zentrale AOK)
FAX: 0355/780–97–351

Deutsche Rheuma-Liga Bremen e.V.
Jacobistr. 22
28195 Bremen
Tel: 0421/1761429
FAX: 0421/1761517

Deutsche Rheuma-Liga Hamburg e.V.
Friedrichsberger Str. 60, Hs. 21
22081 Hamburg
Tel: 040/2005170
FAX: 040/2005010

Deutsche Rheuma-Liga Hessen e.V.
Elektronstr. 12a
65933 Frankfurt/Main
Tel: 069/357414
FAX: 069/353523
e-Mail: Rheuma-Liga Hessen@
t-online.de

Deutsche Rheuma-Liga Mecklenburg-Vorpommern e.V.
»Gemeinsames Haus« Rostock
Henrik-Ibsen-Str. 20
18106 Rostock
Tel: 0381/7696807
FAX: 0381/7696808

Deutsche Rheuma-Liga Niedersachsen e.V.
Kurt-Schuhmacher-Str. 14
30159 Hannover
Tel: 0511/13374
FAX: 0511/15984
e-Mail: Rheuma-Liga.Nds@t-online.de

Deutsche Rheuma-Liga Nordrhein-Westfalen e.V.
III Hagen 37, 45127 Essen
Tel: 0201/82797–0
FAX: 0201/82797–27
e-Mail: DRL.NRW@t-online.de

Deutsche Rheuma-Liga Rheinland-Pfalz e.V.
Kurhausstr.5
555543 Bad Kreuznach
Tel: 0671/834044
FAX: 0671/8340460
e-Mail: rp@rheuma-liga.de
http://www.rheuma-liga-rp.de

Deutsche Rheuma-Liga Saar e.V.
Schmollerstr. 2b
66111 Saarbrücken
Tel: 0681/33271
FAX: 0681/33284
e-Mail: DRL.SAAR@t-online.de
http://www.medizin-forum.de/forum/rheuma/blick.htm

Deutsche Rheuma-Liga Sachsen e.V.
Willmar-Schwabe-Str. 2–4
04109 Leipzig
Tel: 0341/121141950
FAX:0341/121141959

Deutsche Rheuma-Liga Sachsen-Anhalt e.V.
Wolfgang-Borchertstr. 75–77
06126 Halle/Saale
Tel: 0345/69515–15
FAX: 0345/69515–15

Deutsche Rheuma-Liga Schleswig-Holstein e.V.
Melanchthonstr. 31
24114 Kiel
Tel: 0431/53549–0
FAX: 0431/53549–10

Deutsche Rheuma-Liga Thüringen e.V.
Am Eichberg
07407 Etzelbach
Tel: 036742/65250, -65251, - 65252
FAX: 036742/65255

Deutsche Vereinigung Morbus Bechterew e.V.
Metzgergasse 16
97421 Schweinfurt
Tel: 09721/22033
FAX: 09721/22955

Informationen im Internet

Rheumainformationen im Netz
http://rheuma-online.de/

Rheuma-Wegweiser im Internet
http://www.rheuma-zentrum.com/

Rheumatologischer Auskunftsdienst der Universität München
http://www.med.uni-muenchen.de/rheuma/homepage.html

Medizinische Klinik m.S. Rheumatologie und Klinische Immunlogie Universitätsmedizin Berlin Charité Campus Mitte
http://rheumatologie.charite.de

Deutsche Vereinigung Morbus Bechterew
http://www.dvmb.rheumanet.org

Literatur

Bachmann, R. M., Resch, K.-L.: Rheuma-Schmerzen spürbar lindern. TRIAS, Stuttgart 2003, ISBN 3-8304-3115-5

Bär, A., Angst, F., Li, Y., Aeschlimann, A.: Traditionelle Chinesische Medizin bei rheumatischen Krankheiten. Haug, Stuttgart 2004, ISBN 3-8304-2111-7

Bolten, W., von der Weiden, G.: Rheuma: Schmerzen lindern – Beweglichkeit steigern. TRIAS 2003, ISBN 3-8304-31006-6

Bräunling, U. und Chr.: Naturheilkundliche Behandlung bei Rheuma. Haug, Stuttgart 2003, ISBN 3-8304-2100-1

Brückle, W.: Gelenkrheuma. TRIAS, Stuttgart, 2005, ISBN 3-8304-3271-2

Hofele, Karin: Richtig einkaufen bei Gicht. TRIAS, Stuttgart 2003, ISBN 3-8304-3084-1

Mayr, Peter, Eichhorn, Dr. med. Jürg: Gesunde Ernährung bei Rheuma. Haug, Stuttgart 2003, ISBN 3-8304-2091-9

Sachverzeichnis

Bibliografische Information der Deutschen Nationalbibliothek
Die Deutsche Nationalbibliothek verzeichnet diese Publikation in der Deutschen Nationalbibliografie; detaillierte bibliografische Daten sind im Internet über http://dnb.d-nb.de abrufbar

Programmplanung:
Sibylle Duelli

Redaktion: Dr. Sabine Klonk, Stuttgart

Umschlaggestaltung und Layout:
Cyclus · Visuelle Kommunikation, Stuttgart

Bildnachweis:
Umschlagfoto: Corbis
Fotos im Innenteil:
Autoren: S. 33, 52, 106, 107, 122, 123; Bechtel, Heidelberg: S- 62; Corbis: S. 3, 98; Creativ Collection: S. 135; Crio Medizintechnik GmbH: S. 95; Deutsche Gesellschaft für Ernährung e.V., Bonn: S. 140; Dynamic Graphics: S. 97; Eigene Bilder der Thieme Verlagsgruppe: S. 132; Eyewire: S. 40; Fridhelm Volk, Stuttgart: S. 116; Jupiter Images: S. 4, 5, 6, 7, 8, 10/11, 15, 20/21, 28/29, 44, 66/67, 90/91, 102; Klosterfrau: S. 112 links, 128, 130; MEV: S. 38; Photo Disc: S. 112 rechts; Thomas Möller, Stuttgart: S. 120; Abbildung auf Seite 45: vorgestellt von Sean Hogan Downey, Soziologin und Sex-Expertin aus Michigan, am Kongress des American College of Rheumatology; berichtet in medical tribune 2004 und in gynecolol tribune 2004

Zeichnungen: Karin Baum, Paphos/Zypern

Die abgebildeten Personen haben in keiner Weise etwas mit der Krankheit zu tun.

Printed in Germany

Satz: Fotosatz H. Buck, Kumhausen
gesetzt in QuarkXPress 4.1
Druck: Westermann Druck Zwickau GmbH

Gedruckt auf chlorfrei gebleichtem Papier

ISBN 978-3-8304-3268-5 1 2 3 4 5 6

Wichtiger Hinweis:
Wie jede Wissenschaft ist die Medizin ständigen Entwicklungen unterworfen. Forschung und klinische Erfahrung erweitern unsere Erkenntnisse, insbesondere was Behandlung und medikamentöse Therapie anbelangt. Soweit in diesem Werk eine Dosierung oder eine Applikation erwähnt wird, darf der Leser zwar darauf vertrauen, dass Autoren und Verlag große Sorgfalt darauf verwandt haben, dass diese Angabe dem **Wissensstand bei Fertigstellung des Werkes** entspricht.
Für Angaben über Dosierungsanweisungen und Applikationsformen kann vom Verlag jedoch keine Gewähr übernommen werden. **Jeder Benutzer ist angehalten,** durch sorgfältige Prüfung der Beipackzettel der verwendeten Präparate und gegebenenfalls nach Konsultation eines Spezialisten festzustellen, ob die dort gegebene Empfehlung für Dosierungen oder die Beachtung von Kontraindikationen gegenüber der Angabe in diesem Buch abweicht. Eine solche Prüfung ist besonders wichtig bei selten verwendeten Präparaten oder solchen, die neu auf den Markt gebracht worden sind. **Jede Dosierung oder Applikation erfolgt auf eigene Gefahr des Benutzers.** Autoren und Verlag appellieren an jeden Benutzer, ihm etwa auffallende Ungenauigkeiten dem Verlag mitzuteilen.

Die Ratschläge und Empfehlungen dieses Buches wurden vom Autor und Verlag nach bestem Wissen und Gewissen erarbeitet und sorgfältig geprüft. Dennoch kann eine Garantie nicht übernommen werden. Eine Haftung des Autors, des Verlages oder seiner Beauftragten für Personen-, Sach- oder Vermögensschäden ist ausgeschlossen.